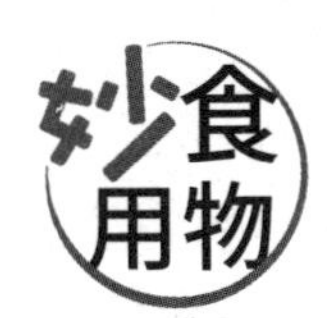

妙用大蒜治百病

王惟恒／王君／黄芳◎编著

国医大师 李济仁◎主审

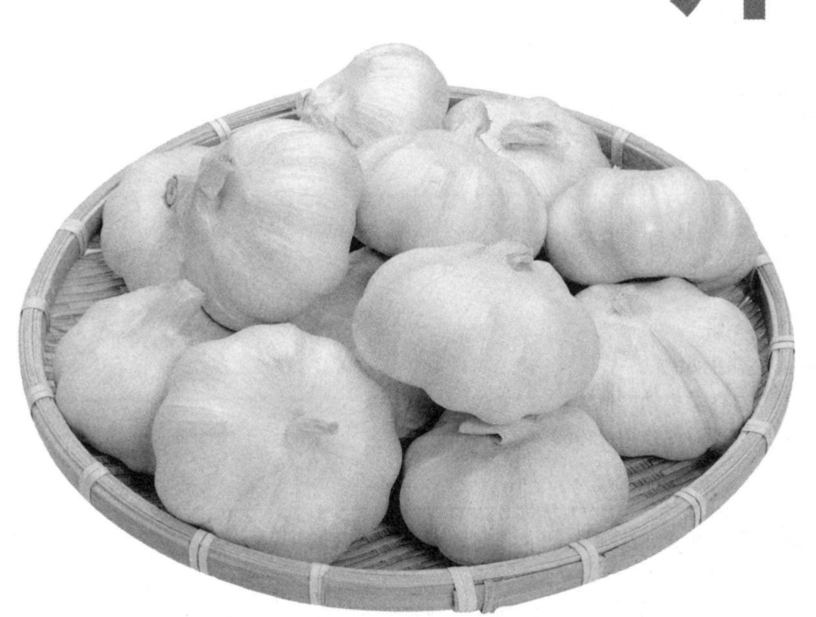

中国科学技术出版社

·北　京·

图书在版编目（CIP）数据

妙用大蒜治百病 / 王惟恒，王君，黄芳编著. 一北京：中国科学技术出版社，2017.3（2024.6 重印）

ISBN 978-7-5046-7339-8

Ⅰ. ①妙… Ⅱ. ①王… ②王… ③黄… Ⅲ. ①大蒜一食物疗法 Ⅳ. ① R247.1

中国版本图书馆 CIP 数据核字（2016）第 314140 号

策划编辑 焦健姿 王久红
责任编辑 焦健姿 黄维佳
装帧设计 华图文轩
责任校对 龚利霞
责任印制 徐 飞

出 版 中国科学技术出版社
发 行 中国科学技术出版社有限公司销售中心
地 址 北京市海淀区中关村南大街 16 号
邮 编 100081
发行电话 010-62173865
传 真 010-62179148
网 址 http：//www.cspbooks.com.cn

开 本 850mm×1168mm 1/24
字 数 115 千字
印 张 7
版 次 2017 年 3 月第 1 版
印 次 2024 年 6 月第 9 次印刷
印 刷 河北环京美印刷有限公司
书 号 ISBN 978-7-5046-7339-8 / R・1969
定 价 39.80 元

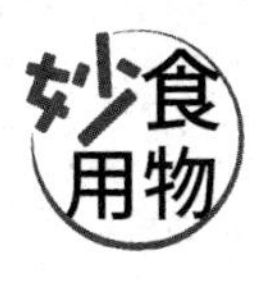

活学巧用食材　妙治各科百病

《食物妙用系列丛书》（典藏版）

丛书编委会

主　审　国医大师　新安　李济仁

主　编　王惟恒　李　艳

副主编　杨吉祥　张卫阳　王　君

编　委　王　君　王　芳　王惟恒　石振钟
李　艳　张卫阳　汪　文　杨吉祥
胡　芳　黄　芳　董海燕　谭洪福

内容提要

大蒜是天然的杀菌剂。中医学认为，大蒜味辛、甘，性温，能温中健脾、行滞消食、解毒、杀虫。大蒜对脘腹冷痛、饮食积滞、食物中毒、呕吐腹泻、肠胃不和、高血压、高脂血症、流行性感冒、流行性脑脊髓膜炎等多种病症具有良效，其保健功能可谓妇孺皆知。本书系统介绍了大蒜的来源、功效、应用常识及针对数十种常见疾病的500余种大蒜防病治病良方，凸显“简、便、廉、验”之特色，对于每一个家庭都非常实用，诚为广大读者防病强身、康复养生的良师益友。

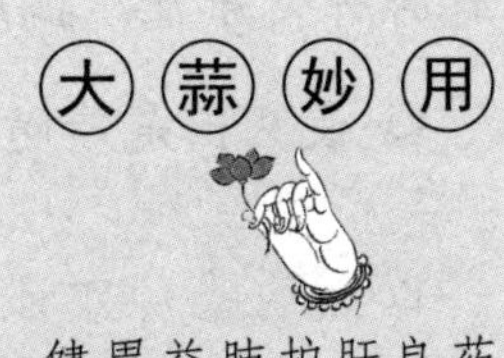

自　序

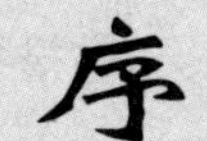

近年，国内营养专家在推荐每天宜吃的5种食物（生姜、大蒜、花生、大枣、大葱）中，大蒜名列第二。为什么大蒜在日常饮食保健中如此重要呢？这就得了解大蒜的神奇功效。众所周知，大蒜被誉为“天然抗生素”“癌症的‘克星’”，其实还远不止如此。笔者在《饮食养生全方略》一书中曾列举了大蒜的八大功效：

◎ 温中行滞，有“宣通温补”之功；

◎ 健胃祛痰，“健脾胃”，祛痰止咳；

◎ 抗痨益肺，“治吐血心痛”；

◎ 护肝良药，属保护肝脏的食物；

◎ 降压降脂，“下气，消谷，化肉”；

◎ 抗菌消炎，“杀毒气”，“治泄泻暴痢及干湿霍乱”；

◎ 解毒杀虫，有抗抑疟原虫作用；还可“去蛊毒”，治血吸虫引起的肝脾肿大等症；捣烂外敷，又可治“恶疮、蛇虫、溪毒、沙虱”诸疾；

◎最突出是能防癌抗癌，治癥瘕，“烂痃癖”。

以上这些功效还仅仅只是根据《本草纲目》整理归纳的。可见，大蒜的功用已远不止调味品那么简单，而是人们在防病治病、养生保健中必备的药食俱佳之品。

《妙用大蒜治百病》由于内容丰富，切合实用，联系生活实际，有益于养生保健、防病治病，因而受到广大读者的喜爱，其初版本（初版原名《大蒜妙用》）还光荣入选国家新闻出版总署“农家书屋工程”。许多读者反映读过本书后受益颇丰，也有的读者提出了一些很好的修订意见。为报答读者的厚爱，我们在中国科学技术出版社的精心指导和大力支持下，对本书进行了再一次修订。

本次修订中，笔者根据读者反馈的宝贵意见，突出了简、便、廉、验的特色，特别是对原版下篇“妙用大蒜治百病”的内容作了大量更新。所选验方力求方出有据，疗效可靠，取材容易，价格低廉，便于家庭操作，让大蒜真正发挥有病治病、无病强身的功效。

编　者

丁酉年初春

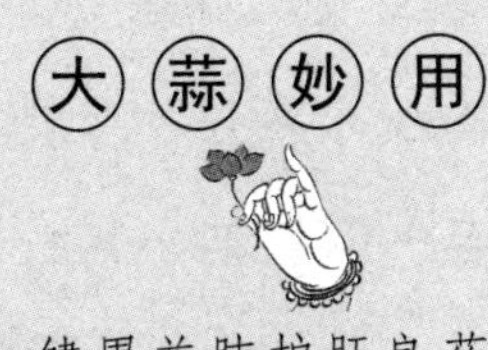

前　言

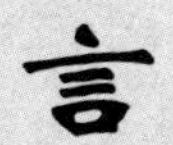

健胃益肺护肝良药
消炎解毒防癌佳品

民谚谓：“好庄稼离不开勤劳汉，好厨子离不开葱姜蒜。”还有“吃肉不吃蒜，营养减一半”的说法。大蒜是烹饪中不可缺少的调味品，南北风味的菜肴都离不开大蒜。

大蒜自古就被当作天然杀菌剂，有“天然抗生素”之称。数千年来，中国、埃及、印度等国将大蒜既作为食物也作为传统药物应用。相传在公元 2 世纪，东汉时期华佗就曾用蒜汁和酒治虫症。我国在宋代以后，大蒜已在医药上“大显身手”。明朝李时珍的《本草纲目》中记载大蒜“通五脏、达诸窍、祛寒湿、辟邪恶、消痈肿、化积食”。中医学认为，大蒜味辛、甘，性温，能温中健脾、行滞消食、解毒、杀虫。大蒜在临床多用于治疗脘腹冷痛、饮食积滞、食物中毒、呕吐腹泻、痢疾、蛲虫病、钩虫病、肺痨（肺结核）、百日咳。现代医学又将大蒜用于高血压、高脂血症、流行性感冒、流行性脑脊髓膜炎的辅助治疗；现代研究发现大蒜不仅具有良好的抗菌消炎作用，而且在机体防癌抗癌中发挥着重要作用。

目前，我国的大蒜加工成品已是琳琅满目，除传统的罐头产品外，还有脱水蒜片、蒜粒、蒜粉，而且已出口到世界各地；用大蒜制成的保健食品、化妆品、饲料添加剂等可达几十种；在药物研究领域，大蒜更是备受关注，为人类健康事业发挥着巨大作用。在美国，大蒜素制剂已排在人参、银杏等保健药物的首位，它的保健功能可谓妇孺皆知。

大蒜是药食俱佳之品，开发利用价值极高。为了让广大人民群众更多地了解大蒜的神奇功效，更好地利用大蒜来防病强身、祛病延年，我们特编写了这本《妙用大蒜治百病》的科普读物。

本书分上、下两篇，上篇介绍了大蒜的来源、功效、应用常识等；下篇介绍了多种常见疾病的大蒜疗法，列举了近500种妙用大蒜防病治病良方，凸显“简、便、廉、验”之特色，对于每一个家庭都非常实用，诚为广大读者强身健体、康复养生的良师益友。

编　者

癸巳年初春

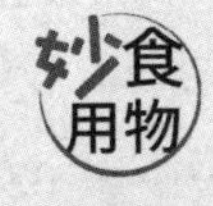

活学巧用食材 妙治各科百病

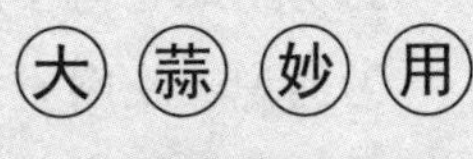

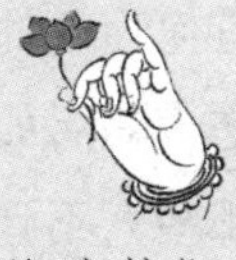

目 录

健胃益肺护肝良药
消炎解毒防癌佳品

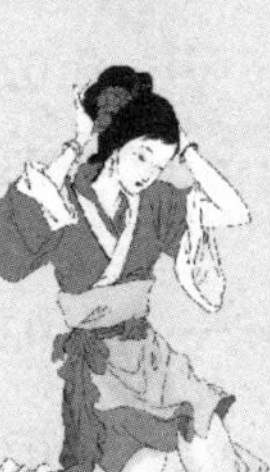

性味 · 功效 · 食用与保健养生常识 · 选购贮藏

上篇 大蒜古今纵横谈

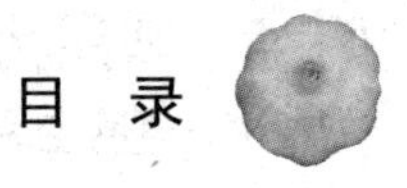

妙用食物

活学巧用食材 妙治各科百病

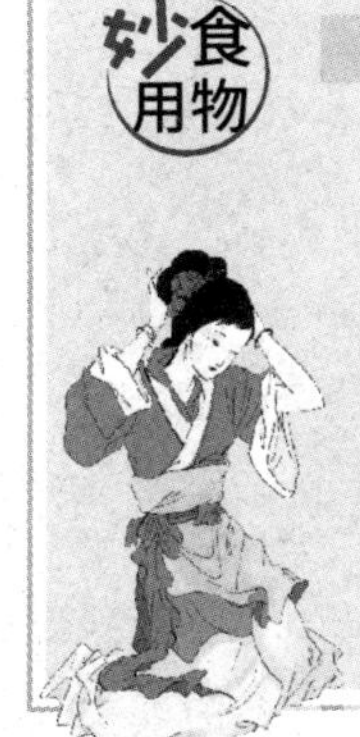

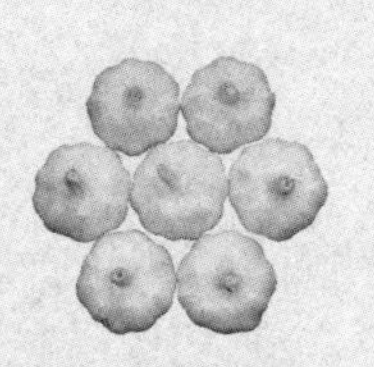

上篇

大蒜古今纵横谈

性味 · 功效 · 食用与保健养生常识 · 选购贮藏

【医家论述】

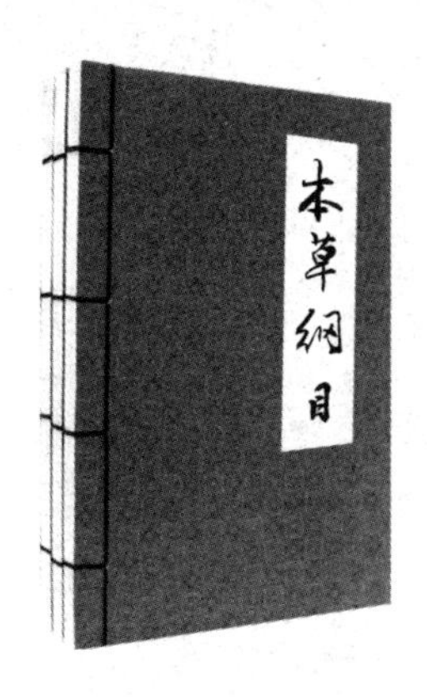

葫，大蒜也……王祯称之云：味久不变，可以资生，可以致远，化臭腐为神奇，调鼎俎，代醯酱。携之旅途，则炎风瘴雨不能加，食蒜腊毒不能害。夏月食之解暑气。北方食肉面尤不可无。乃《食经》之上品，日用之多助者也。

——明 · 李时珍《本草纲目》

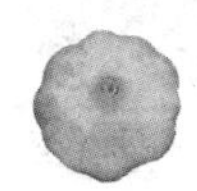

上篇

大蒜古今纵横谈

源远流长话大蒜

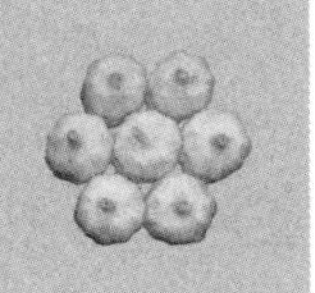

大蒜的故乡在中亚，尽管在我国已有两千多年的栽培历史，它却是个地地道道的洋蔬菜。大蒜以产品的多样性著称：以幼苗供食用的叫青蒜；以花茎供食用的叫蒜薹；以鳞茎供食用的叫蒜头，蒜头通称大蒜。大蒜之所以受到青睐，主要原因是具有保健防病功能，并且日益获得医学界和公众的认同。

早在公元前4600年，埃及法老胡夫就给建金字塔的奴隶吃大蒜，用来预防疾病。医典《埃伯尔斯药方集》已记载了大蒜的药用价值。4500年前的古巴比伦国王食蒜成癖。据史料记载，这位国王曾经下令臣民向王宫进贡大蒜，以满足其饮食之乐。

公元前460—前375年，古希腊医学家希波克拉底将大蒜用于治疗肠胃和肺部疾病及刺激月经来潮。古希腊人还把大蒜当作健美健身食品，当时古希腊奥林匹克运动时兴裸体运动，为追求人体健美，古希腊的运动员盛行吃一种祛病健身的蔬菜——大蒜。

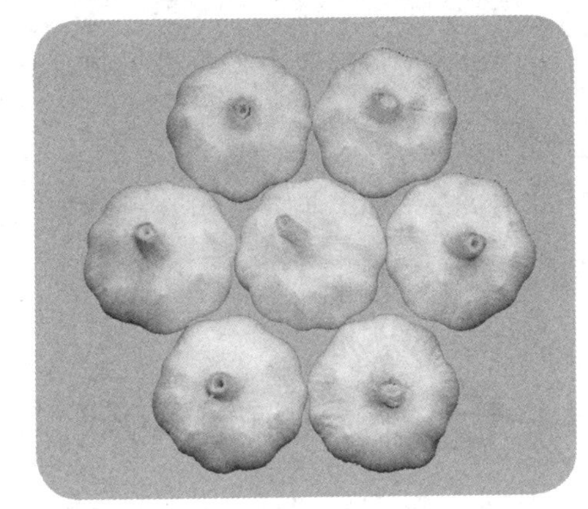

◇大　蒜

公元前113年，汉代张骞出使西域时，把大蒜带回中原。相传在公元2世纪，东汉时期华佗就曾用蒜汁和酒治虫症。我国在宋代以后，大蒜已在医药上“大显身手”。明代李时珍的《本草纲目》中记载大蒜“通五脏、达诸窍、祛寒湿、辟邪恶、消痈肿、化积食”。

在中世纪(公元476—1453年)，欧洲常常笼罩在传染病流行的恐惧气氛中，很多每日吃大蒜的人却幸免于难，安然无恙。在法国马赛，大蒜醋制剂名为“四盗贼”。相传有四名专门窃墓的盗贼，行窃前服用大蒜醋，以免传染疫症。大蒜醋因而得了这么一个“美名”。1722年法国马赛疫症大流行，许多人服用大蒜醋，从而避免了疫疾的传染。

1930年，法国首先申请了大蒜药物制剂的专利。

1944年，大蒜精油中的活性成分被发现，大蒜对心脑血管病、糖尿病及癌症等的预防成为研究的重点。

1985年，被誉为“药用植物黄金”的大蒜精油活性成分在意大利被成功提取，轰动全球。

1985—2001年，美国《科学》《时代》杂志每年评选出的十大食品，大蒜都名列前茅。

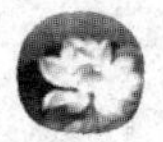

大蒜的神奇功效

大蒜为百合科草本植物大蒜的鳞茎。又称葫、葫蒜、荤菜，有独蒜、多瓣和紫皮、白皮的不同，以独头紫皮者为好。故方书又有独头蒜、独蒜之名。

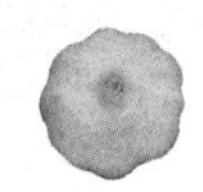

我国各地均有栽培。5月份叶枯时采取。剥去膜质鳞被，洗净用。

中国是世界上大蒜栽培面积和产量最多的国家之一。

蒜的种类的分类方法很多，一般按鳞茎的皮色可分为：白皮蒜和紫皮蒜；按蒜瓣的大小分为：大瓣蒜和小瓣蒜；按是否抽薹，还可分为：有薹种和无薹种；按种植方法的不同分为：青蒜（蒜苗）和蒜黄。烹饪应用中的名品有：河北永年大蒜、河南洛渎金蒜、上海嘉定大蒜、江苏太仓白蒜、江西龙南大蒜、上高大蒜、广东金山火蒜、四川独蒜、新疆昌吉大蒜、山东苍山大蒜等。《中国实业志》载："蒜一身殆无不可食，而与有腥气之肉类，共煮之，可以除腥气"。

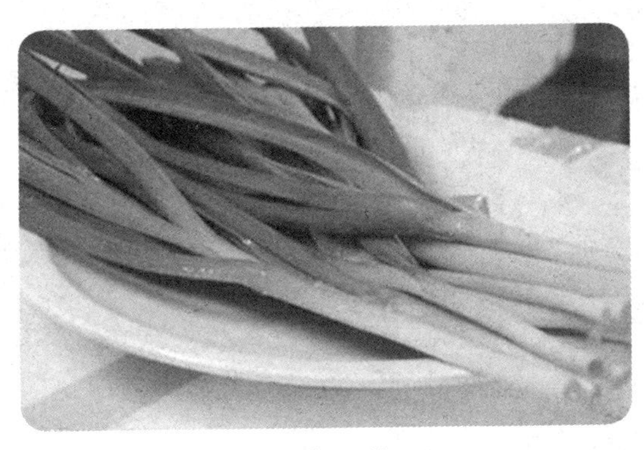

◇青　蒜

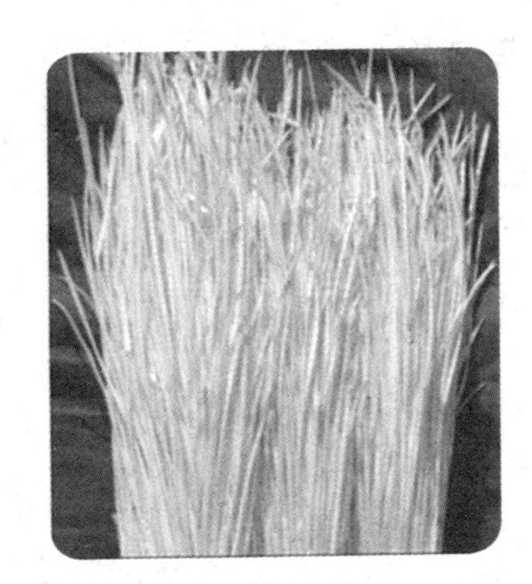

◇蒜　黄

分析表明，大蒜含蛋白质、脂肪、钙、磷、铁、维生素B_1、维生素C、胡萝卜素、糖类、挥发油，挥发油主要成分为大蒜辣素、大蒜新素。此外，尚含大蒜苷等。大蒜的营养成分见下表。

现代医学研究证实，大蒜有多种药理作用：能刺激胃黏膜，促进胃蠕动及胃酸分泌，起健胃作用；对铜绿假单胞菌、金黄色葡萄球菌、痢疾杆菌、伤寒杆菌、副伤寒杆菌、霍乱弧菌、结核杆菌、大肠埃希菌等有明显抑制或杀灭作用，对白色念珠菌、隐球菌及多种真菌有抑制或杀灭作用，又能抑制或杀灭阿米巴原虫、阴道滴虫；腹腔注射大蒜水溶液，对小鼠艾氏腹水癌有一定效果，粗提取物对大鼠腹水肉瘤的癌细胞有抑制作用；大蒜苷能降低血压，大蒜油能降低三酰甘油、血清胆固醇的含量，又经血清脂蛋白β/α值测定，发现大蒜油能防止α-脂蛋白下降，防止β-脂蛋白的上升，故有防止动脉粥样硬化作用。

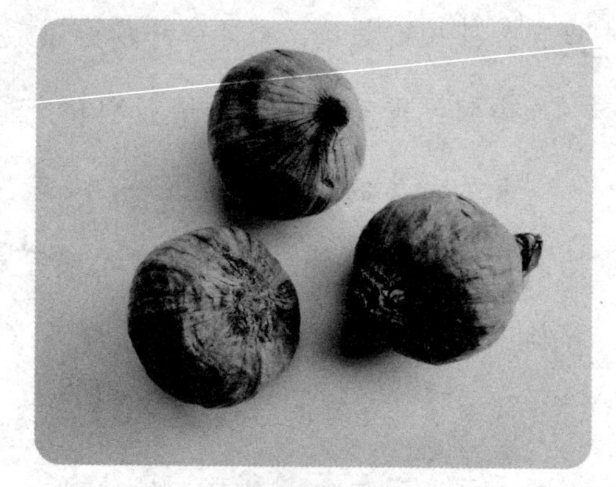

◇ 独瓣紫皮大蒜

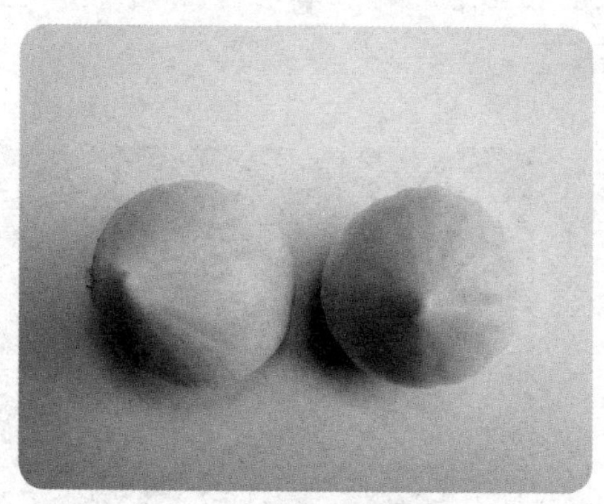

◇ 去皮独瓣大蒜

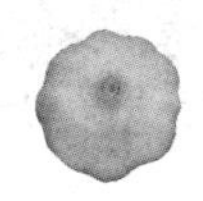

大蒜的营养成分（每 100 克食用部分）				
成　分	鲜蒜头	青蒜苗	蒜　薹	蒜　黄
水分（克）	69.8	89.4	86.0	92.6
蛋白质（克）	4.4	3.2	1.2	3.1
脂肪（克）	0.2	0.3	0.3	0.2
糖类（克）	23.6	4.9	10.0	2.0
热量（千焦耳）	472.8	146.4	200.8	92.0
粗纤维（克）	0.7	1.3	1.8	1.0
无机盐（克）	1.3	0.9	—	0.8
钙（毫克）	5.0	30.0	22.0	37.0
磷（毫克）	44.0	41.0	53.0	75.0
铁（毫克）	0.4	0.6	1.2	1.6
胡萝卜素（毫克）	0.02	0.96	0.20	0.03
维生素 B_1（毫克）	0.24	0.11	0.14	0.12
维生素 B_2（毫克）	0.03	0.10	0.06	0.07
烟酸（毫克）	0.9	0.8	0.5	0.4
维生素 C（毫克）	3.0	77.0	42.0	16.0

中医学认为，大蒜味辛、甘，性温。能温中健脾、行滞消食、解毒、杀虫。大蒜在临床多用于脘腹冷痛，饮食积滞，食物中毒，呕吐腹泻，痢疾;蛲虫病，钩虫病；肺痨（肺结核），百日咳。现代大蒜又用于高血压、高脂血症，流行

性感冒、流行性脑脊髓膜炎及防癌，具有良好的抗菌消炎作用。

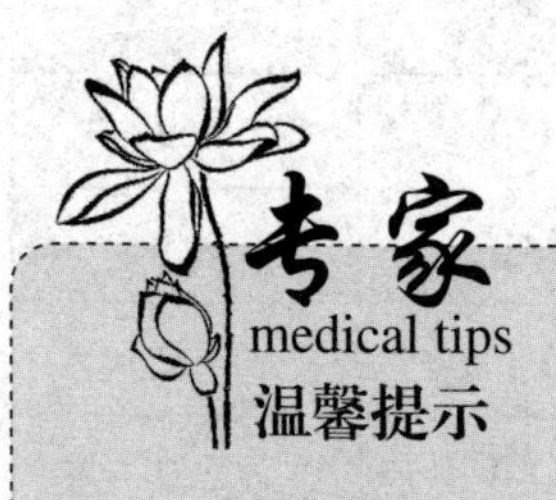

抗菌、防癌、抗原虫，一般紫皮蒜强于白皮蒜，生用强于熟用。夏季常食，可防治肠道传染病。

大蒜生食有明显的刺激性，可引起口、舌灼痛感、恶心等，故不宜多食。吃蒜还能产生口臭，但可自然消失。大量服用，可减少胃液分泌。注意：凡肺、胃有热，血虚目昏，以及狐臭患者均忌用。

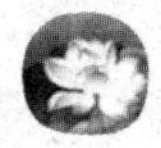 中医学对大蒜的认识

在中医药学中，大蒜始载于汉末的《名医别录》。宋代《图经本草》说："葫，大蒜也。……今处处有之，人家园圃所莳也。"明代李时珍的《本草纲目》说："葫蒜……王祯称之云：味久不变，可以资生，可以致远，化臭腐为神奇，调鼎俎，代醯酱，携之旅途，则炎风瘴雨不能加，能餲（音 ài，食物败坏变味）腊毒不能害，夏月食之解暑气，北方食肉面，尤不可无，乃《食经》之上品，日用之多助者也。"故自古备受重视。

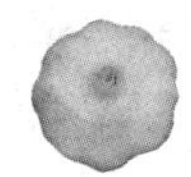

《本草纲目》还引用了多则病例以证实大蒜治疗疾病的神奇功效：有一位妇女，鼻出血一昼夜不止，用诸般药物治疗皆无效。李时珍嘱其用大蒜捣烂，敷在足心涌泉穴处，出血很快就止住了。

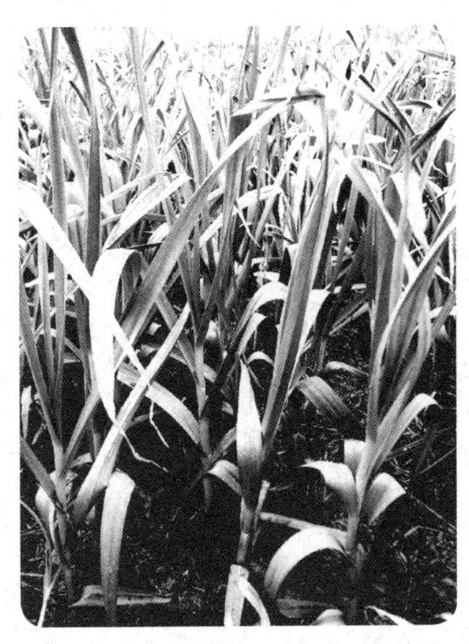

◇青　蒜

《本草纲目》又引叶石林《避暑录》载：有仆人暑热天气驰马于烈日之下，突因中暑昏倒。当时王相正好遇上，他叫路边的人取来大蒜和道路上的热土各一大把，以井水一碗拌和，再滤出药汁，紧接着掰开病人的嘴灌下，不到一会儿功夫，病人就苏醒了。

大蒜外敷还能治痈疽疮毒。据《本草纲目》载：唐时，有一个叫卢坦的侍郎，肩膀生了一个疮肿，连心痛闷，医生用独头蒜两颗，捣烂如泥，用麻油调和，厚厚地敷在疮上，干了就换药，终于肿消痛止。后来，李仆射患脑痈，许久不愈，卢坦把这方子传他，用后也痊愈了。

李时珍将大蒜内服称之为"内灸"。书中记载：古时曾有一人患痃癖证，腹内有条索结节样肿块，久不能愈。有一天，病人在夜间梦见一个仙人，叫他每日食大蒜三颗。初服时人感到眩晕欲睡，呕吐呃逆，下腹部灼热如火。后来有人指点他取蒜数瓣，连皮切成头尾两段吞服，并说这是"内灸"法，如法用之，果然效果显著。《本草纲目》还有多则用隔蒜灸法治疮疡的病案，说明大蒜灸能“发泄毒气”。

近年出版的《饮食养生全方略》说大蒜有八大功效：①温中行滞，有“温补宣通”之功；②健胃祛痰，“健脾胃”还有祛痰止咳之功；③抗痨益肺，“治吐血心痛”；④护肝良药，有保护肝脏之良效；⑤降血压降血脂，“下气，消谷，化肉”；⑥抗菌消炎，“杀毒气”，“治泄泻暴痢及干湿霍乱”；⑦解毒杀虫，有抗抑疟原虫作用；还可“去蛊毒”，治血吸虫引起的肝脾大等症；捣烂外贴，又可治“恶疮、蛇虫、溪毒、沙虱”诸疾；⑧预防癌症。这些功效都是根据《本草纲目》整理归纳的。

大蒜生食或熟食有暖脾肾，行气化滞，温化冷积的作用。故《日华子本草》说它有“宣通温补”之功。《随息居饮食谱》指出：大蒜“生用辛热，熟者甘温，除寒湿，辟阴邪，下气暖中，消谷化肉……攻冷积，治暴泻腹痛……辟秽解毒，消痞杀虫。”可代表前人对其性能的一般解说。

大蒜是天然的广谱抗生素

大蒜自古就被当作天然杀菌剂，有“天然抗生素”之称。它没有任何不良反应，是人体循环及神经系统的天然强健剂。数千年来，中国、埃及、印度等国将大蒜既作为食物也作为传统药物应用。在美国，大蒜素制剂已排在人参、银杏等保健药物的首位，它的保健功能可谓妇孺皆知。但在实际生活中，由于大蒜的气味具刺激性和因人而异的口味及饮食习惯，许多人日常摄入的大蒜素微乎其微。

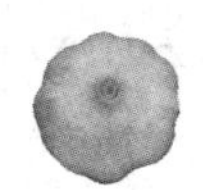

早在1858年，微生物学家路易•巴斯德就发现了大蒜的抗菌作用；1954年，苏联医学专家研究证实，大蒜汁能在3分钟内杀灭培养基内的细菌。近代研究证实，蒜油（葫油）可以消灭多种真菌和酵母菌，调整肠寄生菌，有排毒作用，大蒜化合物蒜素也已证实是强效的抗生素，对痢疾杆菌、大肠埃希菌、金黄色葡萄球菌、结核杆菌、脑膜炎双球菌、白喉杆菌等有抑制作用。大蒜对于霍乱的治疗效果也早在1758年就已经被记载。

大蒜挥发油所含大蒜辣素等还具有明显的抗炎灭菌作用，尤其对上呼吸道和消化道感染、真菌性角膜炎、隐孢子菌感染有显著的功效。

大蒜能抗痨益肺，研究表明有抗结核杆菌作用，用大蒜粥治疗肺结核有一定效果。制法：取紫皮大蒜约30克，去皮，将蒜放入沸水中煮1～3分钟后捞出，然后取秫米50克，放入煮蒜水中煮成稀粥，待粥已成，再将大蒜捣碎重新搅入粥中，即可食用。

口服大蒜浸剂可用于治疗小儿真菌性肺炎。用法：生大蒜6～9克，冷开水洗净，捣碎，冲入沸水60毫升，浸泡1小时，去渣，分3次口服（此为1岁小儿1日剂量，其他年龄可酌情增减）。用此法治疗，一般均可在7～18天痊愈。

大蒜中含有一种叫“硫化丙烯”的辣素，对病原菌和寄生虫都有良好的杀灭作用，可预防感冒，减轻发热、咳嗽、喉痛及鼻塞等感冒症状。

印度医学的创始人查拉克说：“大蒜除了讨厌的气味之外，其实际价值比黄金还高。”俄罗斯医学家称“大蒜是土里长出的盘尼西林（青霉素）。”

大蒜是健胃护肝良药

俗话说："葱辣眼，蒜辣心，芥菜专辣鼻子一根筋。"这里的"蒜辣心"是说吃了大蒜后心窝中有一种温热感，故《日华子本草》说它有"宣通温补"之功。中医学认为，大蒜能温中健胃。大蒜的辛温作用能刺激胃液分泌，增强胃的蠕动，促进胃肠道血液流通，从而能增进食欲。

大蒜能排毒清肠，预防肠胃疾病。大蒜可有效抑制和杀死引起肠胃疾病的幽门螺杆菌等细菌病毒，清除肠胃有毒物质，刺激胃肠黏膜，增进食欲，加速消化。

大蒜是保护肝脏的食物。大蒜能促进肝脏的解毒功能，保护肝脏免受有毒物质的侵害，因而对肝脏疾病（特别是肝炎，尤其是慢性肝炎）有良好的调养功能。同时，大蒜含有丰富的超氧化物歧化酶（SOD），是自由基的天然清除剂，能抑制脂质过氧化反应对肝细胞膜脂层结构的损伤，有利于保护肝功能。

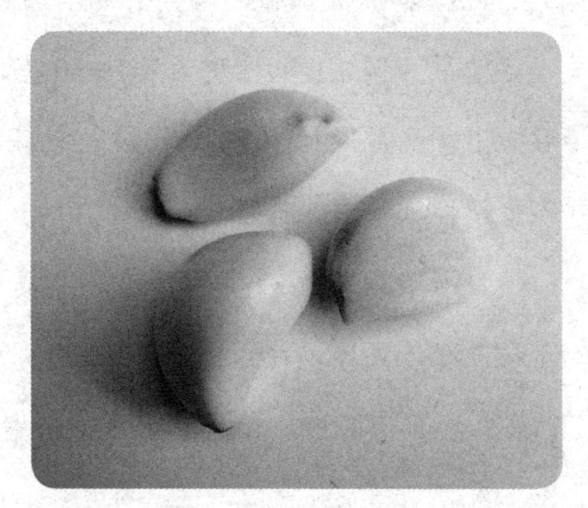
◇ 去皮蒜瓣

大蒜中的微量元素硒，通过参与血液的有氧代谢，清除毒素，减轻肝脏的解毒负担，从而达到保护肝脏的目的。

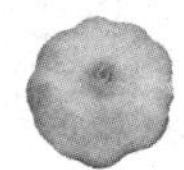

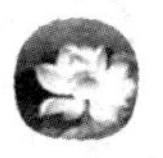 大蒜降血压降血脂

大蒜是保护心血管系统的食物，同洋葱一样，经常食用大蒜能有效地防止高脂肪膳食引起的血清胆固醇升高，使血液凝固性增强，以及纤维蛋白溶解活性（血栓形成因素）降低，而减少高血脂、高血压、动脉硬化、血栓形成等心脑血管疾病的发生。大蒜的降血脂作用表现为防止血脂升高，防止高密度脂蛋白下降，提高纤维蛋白溶解活性等方面。临床研究资料表明，血中胆固醇含量高的人每天服用相当于一瓣大蒜的蒜丸，胆固醇含量降低了9%。

大蒜有一定降血压作用，有人用大蒜酊治疗100例高血压病人，有40%的病人血压下降30毫米汞柱，服药3～5天，眩晕、头痛等症状逐渐消失，服药1个月以上，血压趋于稳定。

澳大利亚阿德莱德大学的研究人员最新研究发现，食用大蒜对降低血压有很大的帮助，其效果不亚于某些降压药物。在实验中，研究人员要求受试者在3～6个月中每天服用含有“蒜素”的营养补充剂，而对照组人员则服用安慰剂。实验结果显示，服用“蒜素”营养补充剂的高血压患者高压平均降低了8.4毫米汞柱，低压（舒张压）平均降低了7.3毫米汞柱。

另外还发现，血压越高的患者在服用“蒜素”后，其血压降低的幅度越大。美国亚拉巴马大学科学家研究认为，大蒜释放的少量硫化氢，可促使人体内产出一种能够松弛血管、增加血流量、防止血液凝结和被氧化的化合物，因此大蒜能够降低人体的血压。

常吃大蒜能有效防治心脑血管疾病。因为大蒜能降低血小板“黏性”，阻止动脉扭曲变硬（即动脉粥样硬化），使血小板无法黏滞在血管内壁上。大蒜还可防止心脑血管中的脂肪沉积，诱导组织内部脂肪代谢，显著增加纤维蛋白溶解活性，降低胆固醇，抑制血小板的聚集，降低血浆浓度，增加微动脉的扩张度，促使血管舒张，调节血压，增强血管的通透性，从而抑制血栓的形成和预防动脉硬化。每天吃 2 ～ 3 瓣大蒜，是降血压的最好最简易的办法，大蒜可帮助保持体内一种酶的适当数量而避免出现高血压。

此外，大蒜有提高机体免疫能力，控制血糖的功能，有助于防治糖尿病。大蒜中的大蒜素能影响肝脏中糖原的合成，降低其血糖水平，具有直接降低血糖的效果。

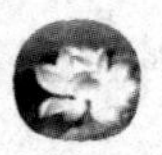 大蒜减肥美容

在很久以前，人们就将大蒜用于外敷，可从皮肤吸收，达到治病的效果。但是大蒜具有强烈刺激性，直接涂在皮肤上会产生斑疹，因此将大蒜腌渍于酒中，再使用溶解在其中的大蒜精，使其刺激性降低，可达到美容养颜的效果。

将大蒜精涂在肌肤上，可以预防黑斑。大蒜可促进新陈代谢，使皮肤再生能力顺畅。而且大蒜对于过敏及面疱也有效，这全靠大蒜的杀菌、抗菌、消炎以及促进血液循环等作用。预防细胞老化的抗氧化作用，也是预防皮肤问题的重要功能。其他像保湿作用可保持角质层的水分，对于防止肌肤干燥非常有效。

大蒜经常被制成大蒜浸膏和大蒜酒等用于美容，以起到保持皮肤健美和

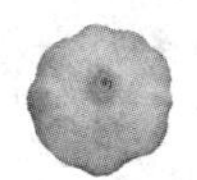

祛除色斑的作用。

◎ **大蒜浸膏**

取带皮大蒜 1 千克，用 50 克盐腌 2～3 天，然后用水冲洗 3 次把盐洗掉，再用水浸泡 24 小时，把蒜从水中取出阴干 1 日。将蒜去皮放入广口瓶中，再加入 1 只切成两半的柠檬，最后加入 600 毫升低度白酒（35 度为宜）密封，置阴凉处，保存 6 个月以上后方可使用。使用方法：将此浸膏与市售的雪花膏掺在一起，涂在脸上按摩，一日几次。最初可少用一些，待皮肤适应后可增加用量。

◎ **大蒜酒**

低度白酒 1.8 升（35 度最佳），100 克蒜泥，300 克白糖，密封后放在阴凉处保存。1 年后可使用，此酒可饮用。如外用最好以蜂蜜代替白糖。可与洗面剂混用。

大蒜浸膏和大蒜酒外敷、内用两方面都能使用。采用的大蒜最好是八九月上市的，这时候的产品质量比较好，选择鳞茎大而硬、比较重的大蒜最佳。

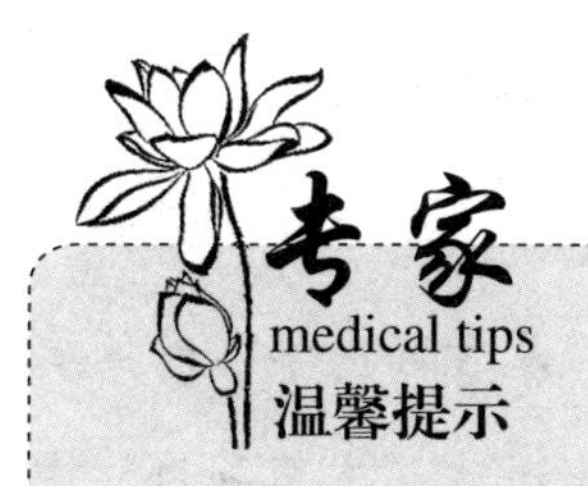

那些有大蒜过敏症的人或者皮肤比较弱的人最好先试用一下，试用后无不良反应再使用。

大蒜中含有维生素B_1，它是糖代谢中必不可缺少的辅酶。糖代谢正常进行，就能使血液处于健康的偏碱性状态。缺乏维生素B_1，机体对病原体的抵抗力就会下降，产生皮肤疾病。

大蒜含有的维生素B_2不同于一般化学合成的维生素B_2。大蒜中的维生素B_2含有黄素单核苷酸和黄素二核苷酸，它们是蛋白质代谢所必需的辅酶，蛋白质代谢异常会影响皮肤健美。维生素B_2具有保持皮肤健美的功效。

大蒜含有维生素C，它有增强血管弹性、抗坏血病、解毒、抑制黑色素的生成及色素异常沉积等作用。因此，大蒜可以防止并消退老年斑、雀斑。

大蒜还能促进毛发增长。大蒜中含有的挥发油能加速血液流向皮脂腺和毛囊的速度，从而促进毛发生长，对秃头也有治疗作用。把蒜泥敷在头皮上，可以刺激毛发生长，消除头屑。如果加入同样多的植物油敷头，还能缓解头发的干燥程度。

近年，韩国和尼日利亚学者研究认为：大蒜具有抑制肥胖的作用。专家同时指出，加工大蒜比生大蒜的效果要略差一些，但由于刺激性弱，对身体反而更好一些。

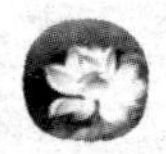 大蒜是癌症的“克星”

“大蒜是个宝，抗癌效果好。”这是现代人的认识。从古代医学书籍的有关记载中也可以看出，大蒜具有防治癌症作用。明代李时珍《本草纲目》中就记载：大蒜能“烂痃癖”，治疗腹中某些条索结节状疾病；“去蛊毒”，治疗

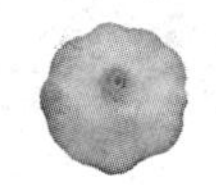

肝癌、肝硬化腹水类疾病；又可“治膈气”“通幽门，治关格不通”，对类似胃癌、食管癌、肠癌和膀胱癌等疾病也有疗效。山东省苍山县是大蒜主产区，居民普遍食用大蒜，因而那里的胃癌病死率最低，为2.88%；而非大蒜主产区的山东栖霞县，胃癌病死率高，为37.74%，是苍山县居民胃癌病死率的12倍。在一定程度上说明大蒜对胃癌确有一定的防治效果。

大蒜对艾氏腹水癌、乳腺癌有明显的抑制作用，可以预防膀胱癌、乳腺癌的发生。美国研究人员发现，癌症低发区居民有每月吃20瓣左右大蒜的习惯；给实验鼠同时喂饲致乳腺癌物质与大蒜，结果，实验鼠均未患上乳腺癌。

国内外研究还证实，多吃大蒜的居民，能减少28.75%的患癌危险。大蒜在预防癌症方面为何有如此奇特的疗效呢？山东医科大学林希蕴教授的研究认为：大蒜具有阻断人类环境中强烈致癌物亚硝胺在人体合成的作用。大蒜除通过抑制真菌和细菌，从而阻断内源性亚硝胺的合成外，大蒜中的巯基化合物又是消除体内亚硝酸盐和阻断内源性亚硝胺的主要成分。大蒜还含硒、锗和镁，硒有抑癌的效能，锗可以预防胃癌，有机锗能促进血液循环，诱发体内干扰素，将巨噬细胞诱变为抗癌性巨噬细胞，增强病人对病变细胞的抵抗力。因此，将大蒜作为防治癌症的常用食物，对于防治食管癌、胃癌及多种癌瘤均有一定作用。此外，大蒜是良好的免疫激发剂，能提高机体的免疫功能。

美国国家癌症研究中心（CNI）认定，目前世界上有抗癌潜力的植物中，大蒜位居榜首。美国国家癌症研究中心正在研究大蒜的抑癌特性，发现对结肠癌和胃癌的治疗效果明显。

在通常情况下，每人一天吃10克（约4瓣）生大蒜，对于预防癌症、防治疾病是有益的。研究表明，不同制作方法的大蒜其防癌效果依次是：鲜蒜＞煮蒜＞脱水蒜＞醋蒜。故用于防病，以生食为佳；用作菜肴调料，以拍松、捣碎，后下为妙。但阴虚火旺的癌症患者不宜多食。

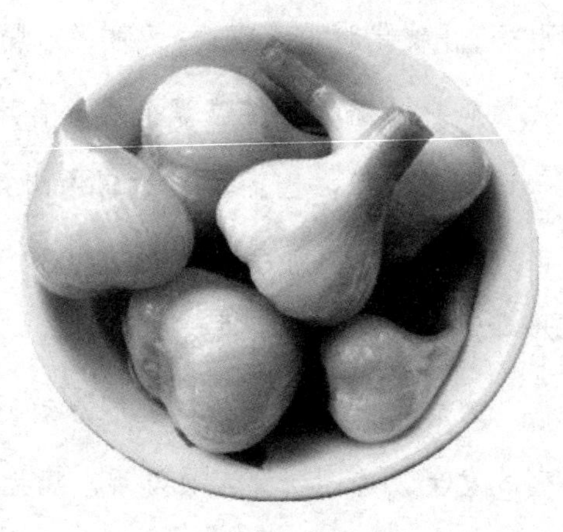

◇醋 蒜

上篇 大蒜古今纵横谈

日常用蒜常识

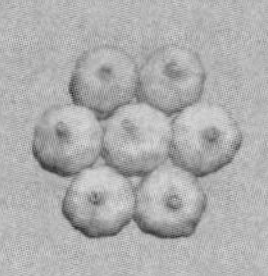

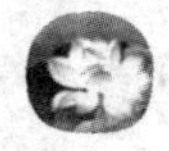

家庭中如何选购大蒜？

为了最大限度地保持其味道和营养成分，在食用时，应当选择新鲜的大蒜。尽管大蒜以蒜片、蒜粉或者蒜泥的形式储存会更方便我们使用，但是这样会使大蒜的营养成分流失，其对健康的益处也会减少。

选购大蒜学会“一看、二捏、三剥”

◎ 一看

好的大蒜很饱满，不好的大蒜比较松软，有的还可以看见水。当你在选购大蒜时，应购买那些圆圆胖胖的，表皮没有破损的大蒜。如果你发现蒜皮下有黑色粉末以及斑块，那么不要选它，因为这是发霉的征兆，最终会导致大蒜腐烂。最好选择重而紧实的蒜头，千万不要选蒜头分量轻的。不过，形状并不总是质量的标志。如果你要烹饪的菜需要大量的蒜，剥切大个儿的蒜会更简单、更方便。

◎ 二捏

不好的大蒜软软的，能捏出个坑来，好的大蒜颗颗都是很硬的。选购时，轻轻用手指挤压大蒜的茎，检查其摸起来是否坚硬，好的大蒜应该摸起来没有潮湿感。确保蒜头摸起来是硬的，没有小裂口或者变软的蒜瓣。应避免选软的、发霉的、表皮皱皱巴巴的，或者已经开始发芽的大蒜。这些都是开始腐烂的标志，而且会让味道和质地变差。

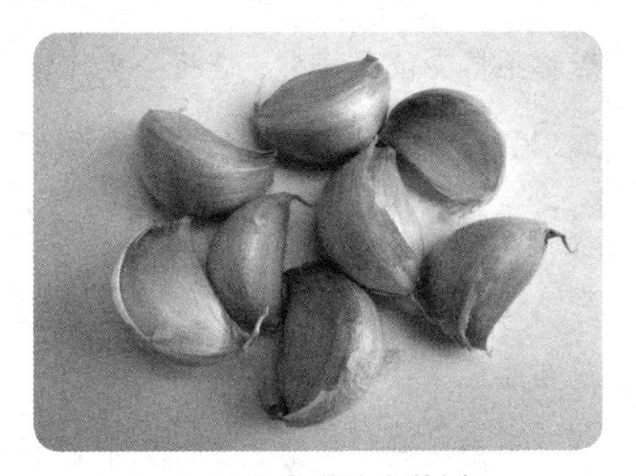

◇ 干燥饱满的大蒜瓣

◎ 三剥

是指剥开看。好的大蒜很硬，不好的大蒜剥开后一层层好像一直在剥皮，剥到最后剩一个芽状物了。

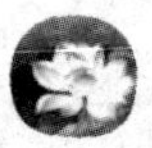 家庭中如何贮藏大蒜?

把新鲜大蒜放在没有盖子的或者盖子比较松的容器里，或者放在阴凉、黑暗的地方，避开阳光和热气。这样会帮助大蒜最大限度地保鲜，同时还能防止其发芽。当大蒜开始发芽时，它的味道就开始变坏，蒜皮也开始剥落。

大蒜不需要冷藏在冰箱内。有些人喜欢冷藏剥了皮的大蒜，其实这一冷藏过程会使大蒜丢失味道,质地变差。根据大蒜的生长时间长短和品种的不同，大蒜的贮藏时间略有差异，通常来说，大蒜的鲜度能保持2个月左右。但是，若你不慎弄破了蒜头，这将会极大地缩短大蒜的贮藏寿命。另外，在买蒜时，我们也可以直接购买剥好了的蒜瓣或者做好了的蒜泥。在有些国家，大蒜是碾碎后保存在油里的。用油保存的大蒜，必须放进冰箱里以防止细菌滋生。如果你要大量使用大蒜，而且希望减少烹饪的准备时间，你也可以先把蒜剥好，放在油里保存。

但是，我们提醒大家，只有新鲜的蒜瓣才会有最佳的味道。大蒜粉、蒜盐和蒜汁能在一定程度上保存大蒜的风味。蒜泥最好在1天之内用完，否则容易变质。若你想使大蒜保存得更久，可以往蒜里加入盐，然后一起打成泥，再把它们放进冰箱里贮存。这样处理过的大蒜，可以保存1年的时间。烹调时，可以使用这种蒜泥盐代替单纯的食盐。不要丢弃变色的蒜瓣。可以用微火，在平底锅里慢慢烘烤这些变色的蒜。待它们冷却之后，再把它们打成大蒜粉，放入密封容器保存。蒜粉也是独具风味的调味品。

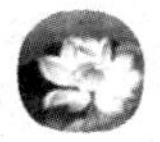 如何防止大蒜生芽?

日常生活中，很多人买大蒜的时候常常会买得多点，可是买回家的大蒜有的时候放几天就会长出芽来。大蒜发芽、长叶，消耗鳞茎中的营养物质，导致鳞茎萎缩、干瘪，食用价值大大降低，甚至腐烂。所以说，发了芽的大蒜，虽然可以吃，但因其营养丢失，食用价值会大打折扣。

那么，如何保存才能使大蒜不发芽呢?

实践证明，通过高温处理可防止大蒜生芽，而且不会影响大蒜的外观和品质。高温处理的原理是充分利用大蒜的自然生长规律，如大蒜刚收获后正值六七月；而春节后气温虽低，大蒜已到了栽种季节，所以阻止不了它发芽。但这时对它进行高温处理，大蒜就又开始休眠，延缓发芽，有利于贮存。具体做法是：在大蒜发芽之前，大约在“六九”以后，在地下挖一方形或圆形土坑，以坑深40厘米为宜，大小可视蒜的多少而定。土坑底隔20厘米厚再挖一烧火道，土坑旁边也可挖一烟筒和烧火道相通。把大蒜装入土坑，上面盖严封上土，下面烧火，使土坑内温度达到28～30℃，并保持4～6小时。这样把大蒜高温处理后，再存放就不易发芽，可一直贮存到第二年五六月接上新蒜，蒜瓣饱满新鲜如初。注意，挖坑时应选择地势较洼的地方，土壤含水60%为宜，这样土烤不干，大蒜也不会失水变形。烧火时要掌握好坑内温度，温度过低不起作用，温度过高会把大蒜烫伤烤熟。

家庭贮藏还有一个简单的方法：将大蒜装入塑料袋中，密封袋口。这样被封在袋里的大蒜，其呼出的二氧化碳气体散发不出去，提高了袋中二氧化碳的浓度，相对地降低了氧的含量，同时又缺乏水分的吸收，大蒜则会处于休眠状态。

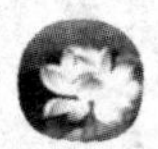 厨房用蒜有何小窍门？

“好厨子离不开葱姜蒜”，其中大蒜是烹饪中用得最多的作料和调味品。大蒜的烹调用途主要是作配料，或用作调味和矫味。是家厨和筵席不可缺少的烹饪调料。多种菜肴无蒜则不得其味。亦可制蒜茸面包。苏恭《新编本草》赞之曰：“此物煮羹为馔中之俊”。

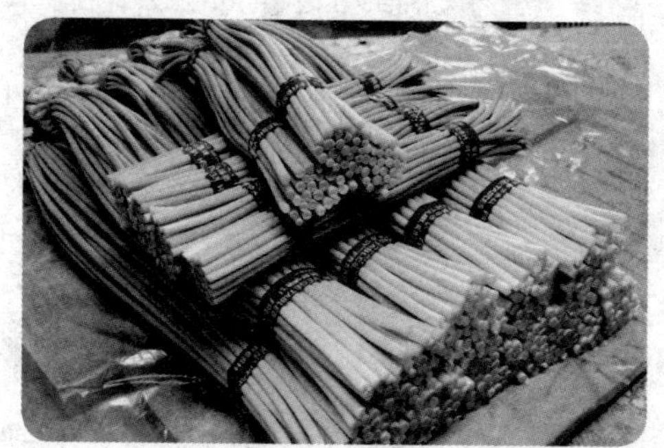

◇蒜　薹

作为配菜，从出苗到结成蒜头，就有青蒜、蒜薹、大蒜（头），并以其特殊的香气，在蔬菜中占重要地位。如蒜薹炒肉、炒仔鸡、大蒜（头）焖肉等，都是有名的菜肴。而烧茄子、烧豆腐、拌豆腐等家常菜，更是离不了大蒜（头）。除蒜头含B族维生素外，青蒜、蒜薹中，都含有多种维生素，且胡萝卜素和维生素C含量均很丰富，尤其是维生素C，每百克含量可达102毫克，是一般蔬菜的2～4倍。

大蒜作为调味品，除了能够帮助消化、促进食欲外，还由于它含有一种

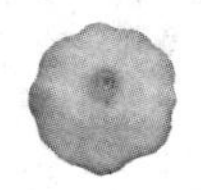

辛辣的挥发性物质——大蒜素，具有极强和广泛的杀菌能力。例如把1瓣生蒜放在口里嚼3分钟，就能够杀灭口腔里潜藏的各种细菌。所以几乎所有的凉拌菜和面点（如冷面、冷粉）中，都离不开生大蒜（头）。北方人好吃生菜，吃大蒜的机会也就更多了。就调料来说，就有“南姜北蒜”的说法。厨房用蒜还应把握以下几点。

◎ 验方1

发了芽的大蒜食疗效果甚微，腌制大蒜不宜时间过长，以免破坏有效成分。

◎ 验方2

在菜肴成熟起锅前，放入一些蒜末，可增加菜肴美味。

◎ 验方3

在烧鱼、煮肉时加入一些蒜块，可解腥、去除异味。《中国实业志》载:“蒜一身殆无不可食，而与有腥气之肉类，共煮之，可以除腥气”。

◎ 验方4

做凉拌菜时加入一些蒜泥，可使香辣味更浓，还可对凉拌菜起消毒杀菌作用，防止肠道传染病的发生。

◎ 验方5

将芝麻油、酱油等与蒜泥拌匀，可供吃凉粉、饺子时蘸用。

◎ 验方6

辣素怕热，遇热后很快分解，其杀菌作用会降低，因此，预防和治疗感染性疾病应该生食大蒜。

为何说“吃肉无大蒜，营养减一半”？

俗话说：“吃肉无大蒜，营养减一半”，这是有一定科学道理的。因为肉和大蒜确实应相伴而食。

这里还有一个有趣的故事：据《广五行记》载，“唐咸亨四年（公元673年），洛州司户唐望之冬集计至五品，进止未出间，有僧来觅……曰：‘贫道出家人，得饮食亦少，以公名故相记，能设一鲙否？’司户欣然。既处置此鱼，此僧云：‘看有蒜否？’家人云：‘蒜尽，得买。’僧云：‘蒜即尽，不可更往。’苦留不可。”这位僧人本自讨鱼吃，却因为无蒜作料，就不肯吃鱼。可见僧人是位精通营养学的美食家，也足见大蒜在当时人心目中的地位。

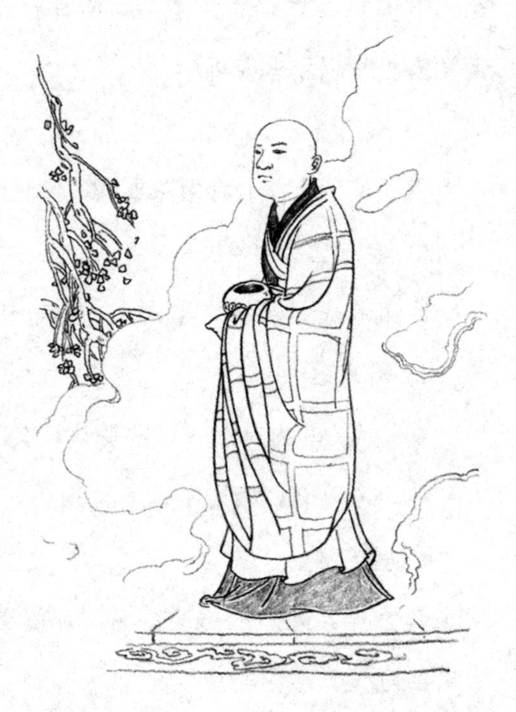

为什么吃肉类要加大蒜？据实验显示，瘦肉中含有丰富的维生素 B_1，但在人体停留的时间很短，如吃肉的同时再吃点儿大蒜，不仅可以使维生素 B_1 析出量提高数倍，还能延长维生素 B_1 在人体内的停留时间，促进血液循环，消除疲劳，维持体内酸碱平衡。

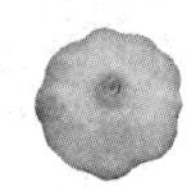

动物食品，尤其是瘦肉，其中含有丰富的维生素B_1。但维生素B_1并不稳定，在体内停留的时间较短，会随尿液大量排出。

而大蒜中含特有的蒜氨酸和蒜酶，两者结合会产生蒜素，肉中的维生素B_1和蒜素结合生成稳定的蒜维生素B_1，从而提高了肉中的维生素B_1的含量。

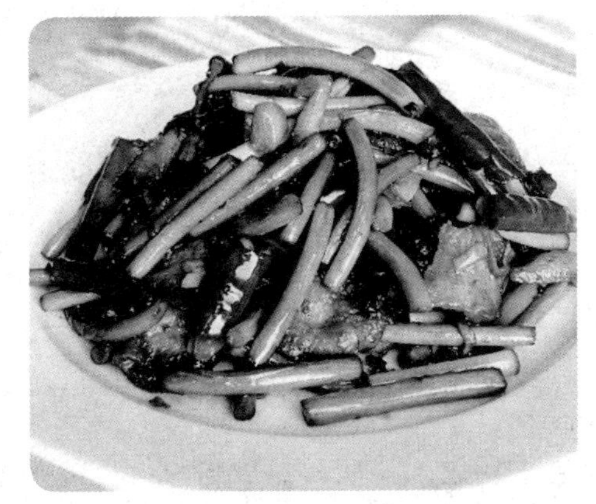

◇ 大蒜美食——蒜薹回锅肉

不仅如此，蒜维生素B_1还能延长维生素B_1在人体内的停留时间，提高其在胃肠道的吸收率和体内的利用率；与此同时，蒜的香辣刺激可使消化腺分泌增强，可大大促进食入消化道内的肉类食物的消化。因此，日常饮食中，吃肉时应适量吃一点儿蒜，既可解腥去异味，又能达到事半功倍的营养效果。

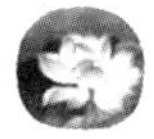 有何简便的大蒜脱臭法?

被誉为“印度医学之父”的查拉克，在他的著作中就特别指出：“大蒜除了讨厌的气味外，其实际价值比黄金还高”。尽管大蒜用途广泛，但却由于它具有特殊的臭味，而且食用后口臭残留时间又很长，所以在社交中忌讳颇多，使不少人想吃而又不敢吃。为此，介绍几则简易的大蒜脱臭法。

◎ 蜂蜜脱臭法

在1000毫升烧杯中放入40克大蒜头或蒜片及60毫升水，加热煮沸15分钟，取出，水洗后与80克蜂蜜混合，置于烧杯中，再加热煮沸15分钟，冷却。

◎ 醋酸和盐脱臭法

在4000毫升水中加入食醋60毫升，食盐0.6克，混匀后加热。待沸腾时，加入1000克未去皮大蒜，继续煮沸10～15分钟，然后冷却至室温。

◎ 胡椒粉脱臭法

将去皮大蒜放入20%盐水溶液，在5～8℃温度下放置10天，用水漂洗，再进行脱水处理，然后均匀撒上纯胡椒粉，静置25小时。

◎ 茶叶脱臭法

取少许茶叶加入水中，加热，将去皮切片大蒜放入茶水中，继续加热，煮沸5～10分钟，取出蒜片，洗净。

◎ 冷冰脱臭法

将1000克生大蒜头放在薄聚乙烯塑料袋中，投入到用于冰冷却到－6℃的酒精（乙醇）中，约5分钟后大蒜就冻结，在此低温下保持10分钟后，在室温放置解冻，即得到无臭大蒜头。

◎ 醇类加热脱臭法

用1.5%～2.7%乙醇、乙二醇、丙三醇溶液加热浸泡大蒜10～30分钟。

◎ 醋酸脱臭法

将大蒜切片，加入6倍量的28%醋酸，浸泡8小时，捞出，入袋，用流动清水洗涤，沥干。

◎ 碳酸盐脱臭法

将去皮切片的大蒜与1.5倍量的饱和碳酸盐溶液混合，于33℃浸泡3天，捞出，入袋，用流动清水洗涤，沥干，再与4.2%醋酸混合，于33℃浸泡7天，过滤，水洗，干燥。

◎ 热风缓慢干燥脱臭法

将未去皮的大蒜头先用70℃热风加热，通过这种急速的热风干燥，大蒜头的薄皮发生破裂而予以剥离。干燥时间为200～300小时。干燥后的大蒜十分松脆，很容易磨碎，磨碎后，即得到几乎没有臭味的淡黄色或浅褐色蒜粉。

◎ 食用油脱臭法

用生大蒜头榨汁，将此汁在10℃以下保存4～5天，再将其和大豆油或菜油等其他食用油混合后放置，提取分离液。其生大蒜的营养成分不但不会损失，而且还能完全除去大蒜臭味，得到很好的大蒜液。

◎ 煮熟脱臭法

将生大蒜剥皮后用水洗干净，加入相当于大蒜重量1.5倍的水，在非金属制的锅中于文火下煮3～4小时。然后，在煮过的大蒜中加入适量的蛋黄，搅拌，再煮到总重量与生大蒜重量相近或比大蒜重量轻一些的时候为止，尔后把大蒜摊在扁平的容器中，大蒜层厚度以1厘米左右为宜。在大蒜上以适当的形状和间隔划痕，冷冻干燥，在干燥空气环境下进行磨碎，最后将所得大蒜粉与干燥剂一起密封在不透气、不透水的容器中，即制成无臭美味大蒜粉。

吃大蒜后如何消除蒜臭味?

生食大蒜时，口里会有特殊的臭味，这是因为蒜瓣被嚼碎以后，蒜细胞中特定酶的活化作用，将蒜碱分解为具有特殊臭味的蒜素。蒜臭味久久不散往往令人尴尬，其实，我们身边一些常见的东西，都是大蒜味的“克星”，您不妨一试。

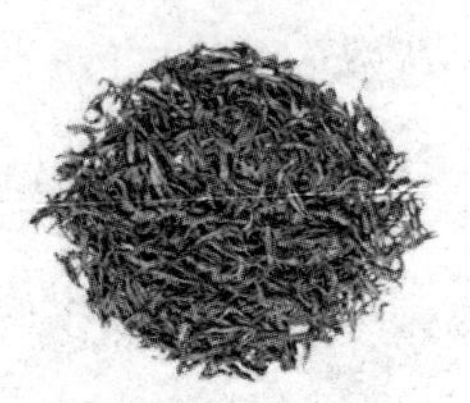

◇茶 叶

◎ 茶叶

味苦，性寒，有止渴、清神、消食、除烦去腻的功效。用浓茶漱口或口嚼茶叶可除。

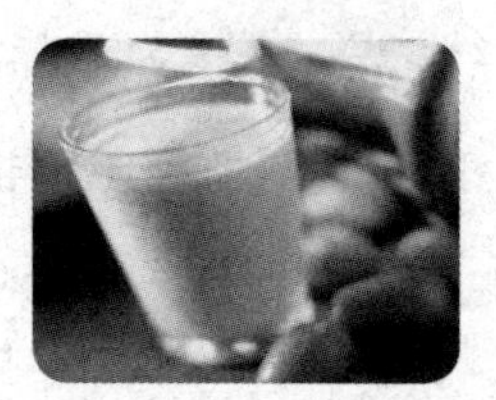

◇牛 奶

◎ 牛奶

吃大蒜后的口气难闻，喝1杯牛奶，大蒜臭味即可消除。

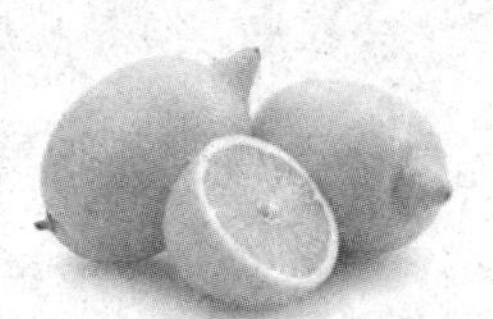

◇柠 檬

◎ 柠檬

味酸、微苦，具有生津、止渴、祛暑的功效。可在1杯沸水里，加入一些薄荷，同时加上一些新鲜柠檬汁饮用，可去蒜臭。

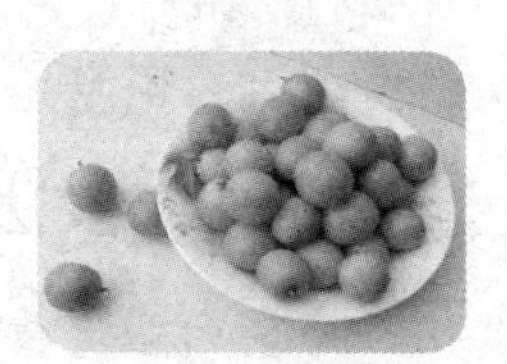

◇金 橘

◎ 金橘

性辛，味甘，具有理气解郁、化痰醒酒的功效。对蒜臭有效。

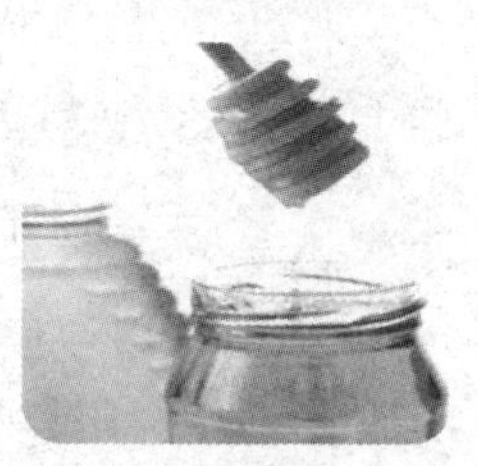

◇蜂 蜜

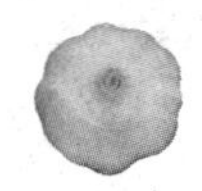

◎ 蜂蜜

蜂蜜1匙，温开水1小杯冲服，对蒜臭有效，且有美容之功效。

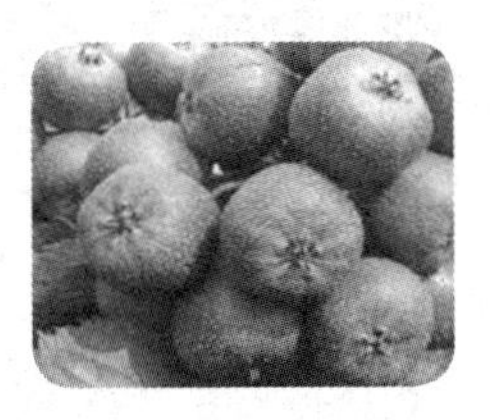

◇山　楂

◎ 山楂

味酸、微甘性平，有散瘀消积、清胃、除口酸臭的功效。

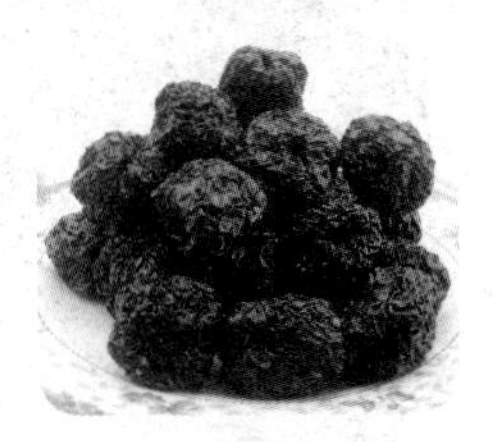

◇黑　枣

◎ 黑枣

将1～2枚黑枣放入口中，慢慢地咀嚼片刻。养血、美容、除口臭。

◎ 药物

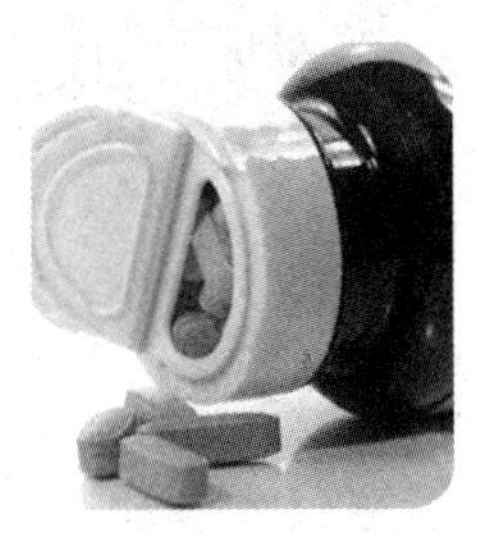

◇药　物

把当归切成薄片，将1片含于口内约1小时。吃大蒜后含服1片维生素B_1或维生素B_2，也能尽快消除口中的蒜臭味。

◎ 简易吃法防口臭

将大蒜剥皮洗净后，不要马上食用。可将大蒜切成片状或是颗粒状盛盘，让大蒜与空气亲密接触，使其表面氧化，一方面激活其大蒜素，另一方面还可以淡化蒜的臭味和辣味。约15分钟后，找几颗炒熟的花生仁，倒上几滴菜籽油，加入少许的盐即可食用。千万不要放入味精、花椒等其他的调味料。

此外，还有一些简单易行的方法，也能减轻蒜味。比如，吃了大蒜后，嚼一些花生仁、核桃仁或杏仁等蛋白质含量较高的食物，让蒜中的辛辣素“硫化丙烯”与蛋白质结合，就可以使口中的蒜味去除；用醋或酒漱口也能减轻大蒜的味道。

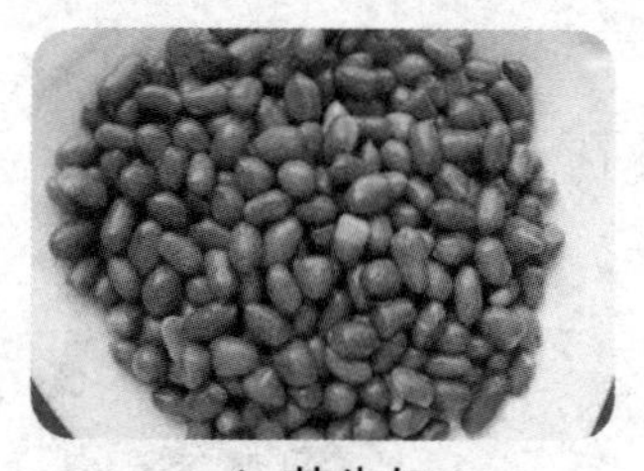
◇ 花生仁

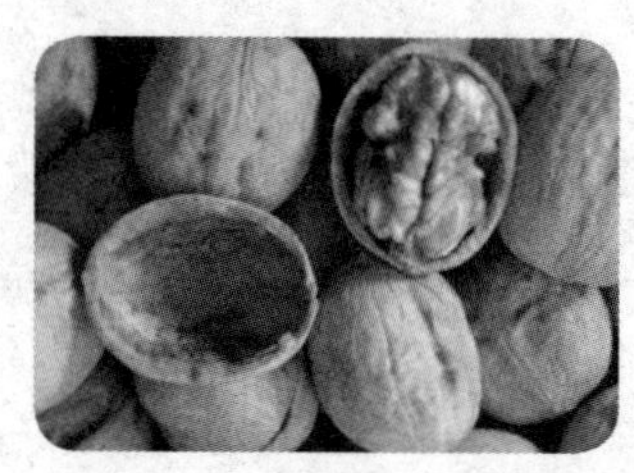
◇ 核桃仁

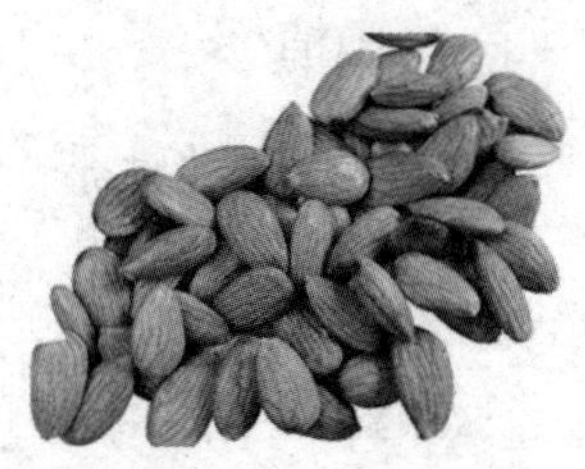
◇ 杏　仁

 哪些人不宜食用大蒜?

大蒜辛温，多食生热，且对局部有刺激，阴虚火旺、目口舌有疾者忌食；患有胃溃疡、十二指肠溃疡、肝病以及阴虚火旺者忌用；眼病患者在治疗期间，应当禁食蒜和其他刺激性食物，否则将影响疗效；同时大蒜不宜食用过多容易引起动火，耗血，有碍视力。

◎ 慢性眼病患者

中医学认为，大蒜“伤肝损眼”。嵇康《养生论》云：“荤辛害目，此为甚耳。”现代医学研究也发现，患有青光眼、白内障、结膜炎、睑腺炎、眼干燥症等眼病的人，如果长期大量地食用大蒜，会出现视力下降、耳鸣、头晕脑涨、记忆力减退等症状。

◎ 急性肝炎患者

肝病患者不适合吃大蒜。大蒜并不能杀死肝炎病毒，而且大蒜中的某些成分能刺激人的胃肠道，抑制消化液的分泌，会使急性肝炎如甲肝患者恶心、腹胀的症状加重。同时，大蒜中的挥发性成分可使人血液中的红细胞和血红蛋白的数量减少，这不利于肝炎患者的康复。

◎ 非细菌性腹泻患者

首先，大蒜的确具有杀菌的作用，并且生吃大蒜可以用来预防和治疗细菌性腹泻，但是当患有非细菌性腹泻时，就不宜再生吃大蒜了。这是因为此类患者若生吃大蒜会刺激肠道，使肠黏膜发生充血和水肿，从而加重病情。

◎ 正在服药的人区别对待

大蒜能抑制某些药物的有效成分，甚至可以与某些药物中的成分发生化学反应而产生毒素。所以，医生经常会建议正在服药的患者，在饮食上忌辛辣。不过，服抗结核药的病人则例外。近据国外医学杂志报道，如将大蒜制剂（如蒜粉胶囊、大蒜油胶囊等）与常用抗结核药（如异烟肼、乙胺丁醇、利福平等）同时服用可大大提高抗结核药抑制结核菌的效果，并能加速结核病灶的钙化过程及促进空洞的愈合，减少肺部损伤。一般来说，结核病患者在服完抗结核药后再嚼服 4 ～ 5 克生大蒜头，即一瓣生大蒜即有效。服某些抗菌消炎药物的同时服用大蒜，也有增强疗效的作用。

此外，食用生蒜不宜过多，阴虚火旺（如面红，午后低热，口干便秘，烦热等）、胃溃疡、慢性胃炎者要忌食，且不可与蜂蜜同食。

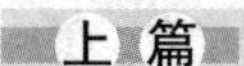

日常用蒜小窍门

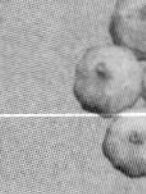

大蒜除了防病保健外，日常生活中还有许多特殊的妙用，现选介一二。

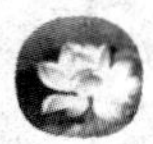

家庭养花妙用蒜

大蒜含有大蒜氨酸，经大蒜酶水解生成大蒜辣素，应用于花卉生产上，具有很多效果。

◎ 促进发芽

将大蒜去皮捣烂，与凉开水按 1 ∶ 3 的比例涂抹玉兰、桂花、茶梅、腊梅等萌芽，可提前 5 ～ 7 天萌发。涂抹花卉修剪造成的剪口，可防止剪口干枯，促进萌芽整齐。

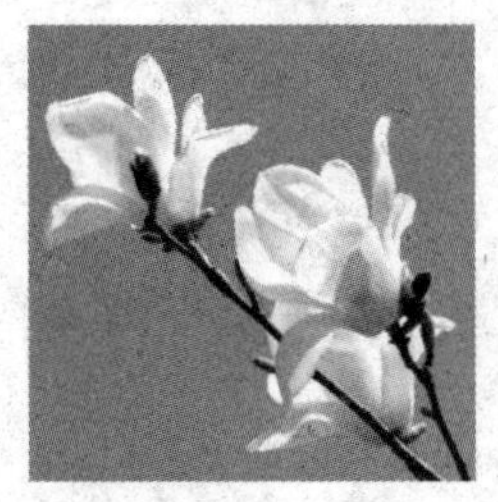
◇玉 兰

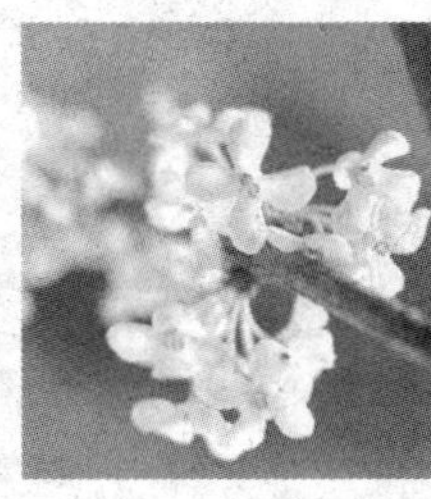
◇桂 花

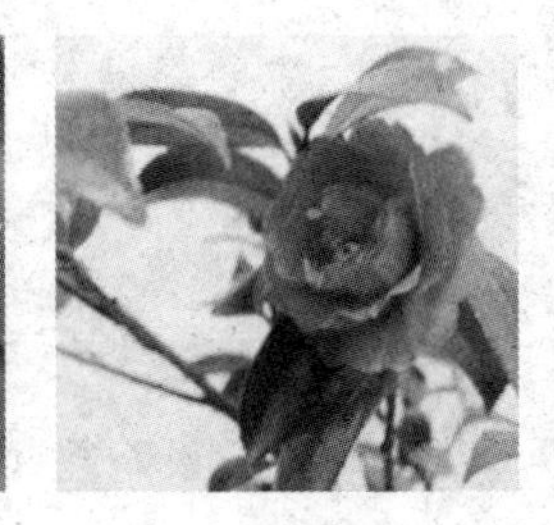
◇茶 梅

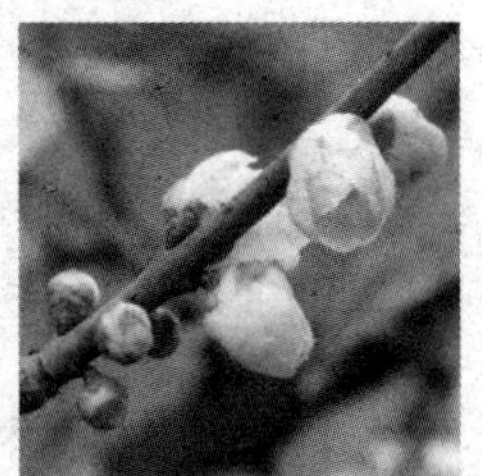
◇腊 梅

◎ 防治腐烂

紫荆、连翘等木本花卉根茎部分干枯腐烂后，用利刀削平，深达木质部，将根茎周围好皮切成 60° 的光滑斜面，以露出黄绿相间的形成层为好。用大蒜瓣直接涂擦伤口，并使其附着一层大蒜黏液，7 ～ 10 天涂抹 1 次，可起防腐作用，在夏季效果更好。

◎ 防治蚜虫

将大蒜捣碎，加水 1 份拌匀，再加水 50 份，搅拌均匀，随配随用。均匀喷洒在花卉叶片背面，可有效防治花卉蚜虫。也可将 20 ～ 30 克大蒜捣碎取汁，加 200 ～ 300 毫升水稀释，喷洒花卉，可杀灭多种害虫。

◎ 清除蚯蚓

生了蚯蚓的花盆，可先用清水浇透，再将 3 ～ 4 头大蒜捣碎，用水稀释后倒入盆中。几分钟后，蚯蚓会自己钻出土面，夹掉即可。

◎ 防腐保鲜

将大蒜捣碎后放于清水中浸泡 12 小时，连同水烧开，冷却后过滤，即成大蒜浸出液，将花插在 10% 的大蒜浸出液中浸泡 10 ～ 20 秒，可延长插花的花期。

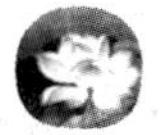 家庭养鸽妙用蒜

近年来，在信鸽饲养中将大蒜作为一种植物性中药添加剂，极大地提高了信鸽赛绩。经验证明，以大蒜作饲料添加剂喂鸽子，可增进鸽子

的食欲；提高种蛋受精率；提高雏鸽成活率；增强鸽子的抗菌防病能力与免疫力。

蒜作饲料添加剂可采用如下方法：

◎ 添加新鲜大蒜

用量少时可将大蒜剥皮后捣烂，切碎或用绞肉机制成蒜泥，然后加入饲料中充分搅拌；用量大时，可将鲜大蒜按所需量先与饲料的主要成分混合，然后进行粉碎，添加量一般为1%～5%。

◎ 添加大蒜干粉

将大蒜制成干粉，然后按比例直接加入饲料中，或加入载体制成预混剂再加入饲料中，大蒜干粉在饲料中添加量为0.2%～1%。

◎ 添加大蒜水与大蒜酊

添加大蒜水或酒精提取物。前者按饲料的0.02%加入，后者按0.03%加入。

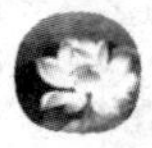 养观赏鱼妙用蒜

◎ 验方1

大蒜具有抑制天使鱼肠道线虫增殖的特性。最近的实验又证实大蒜能帮助控制至少两种丽鱼科鱼（如七彩鱼和神仙鱼）的毛细线虫病。行家介绍：开始给七彩鱼食用时，每千克牛心加入20～25克大蒜应该足够了，房间里大蒜的气味也较少。1周后，大蒜的数量可减少为每千克牛心加大蒜5克。我们用大蒜预防七彩鱼的毛细线虫病还不必担心使用其他抗毛细线虫药物的

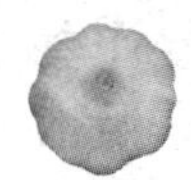

不良反应。

◎ 验方 2

在鱼缸中每周滴上 2～3 滴大蒜汁，可防治观赏鱼发生肠炎病、出血病、竖鳞病、烂鳃和真菌病。大蒜除了添加在饵料中防病治病，还起引诱作用，增加鱼的食欲。

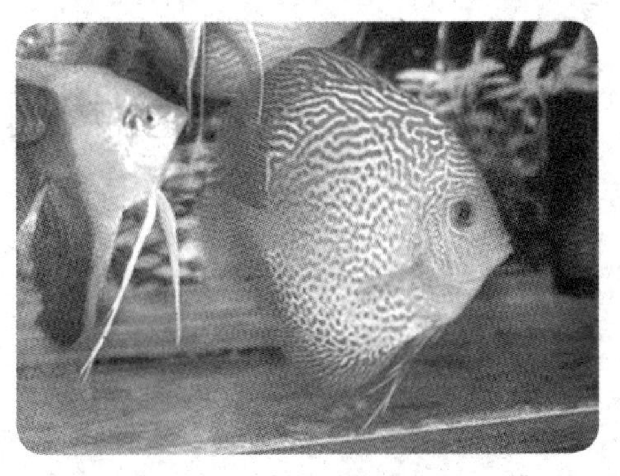

◇ 七彩神仙鱼

 食物防虫防霉妙用蒜

◎ 验方 1

在米桶里放几头大蒜，可防米虫和蚂蚁。

◎ 验方 2

干海带、鱼、虾易发霉。如果先把海带、鱼、虾烘干，将剥了皮的大蒜铺在坛子下面，再把它们放进去，盖好盖子，密封不漏气，这样能长期保存，不会霉变。

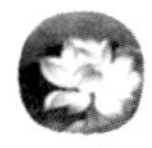 驱臭虫灭蚊妙用蒜

◎ 验方 1

将腌着糖醋蒜的坛子置于床下，臭虫即可驱除。

◎ 验方 2

夏天吃大蒜，同时服用B族维生素等，在体内代谢后散发出的气味也可以让蚊子远离你。

◎ 验方 3

俗话说:“干苍蝇，湿蚊子”。夏日炎炎，伴随着雨水越来越多，蚊子就更加猖獗，不知何时从门窗的缝隙中钻进屋内，让人不得安宁。其实，生活中最常见的大蒜就是可以用来驱蚊的。方法1:将大蒜剥皮，放到碗里，放少许水，捣烂。用毛巾将捣烂的大蒜擦到身上，它散发的气味会驱走蚊子。方法2:如果觉得大蒜汁涂在身上会刺痒，或者受不了大蒜的气味，可以将大蒜剥皮，切成碎片，放在窗台、门口以及下水道周围等蚊子可能“有机可乘”的地方。

这种方法较防蚊液、蚊香等化学用品，更天然更安全、更适合敏感或体质弱的人，如孕妇、婴幼儿等。除大蒜驱蚊外，还可以在窗台摆放茉莉花、夜来香等有香味的植物，或者将风油精、清凉油等打开盖子，放在窗口通风处，也能驱赶蚊子。此外，蚊子喜欢水，因此，窗口、门口一定要保持干爽。

除衣服皱褶妙用蒜

◎ 验方

将有皱褶的衣服，放在滴有少许大蒜汁和食醋的水中浸泡1～2小时，然后用清水洗净。不拧，抖抻晒干，衣服上的皱褶即可除去。

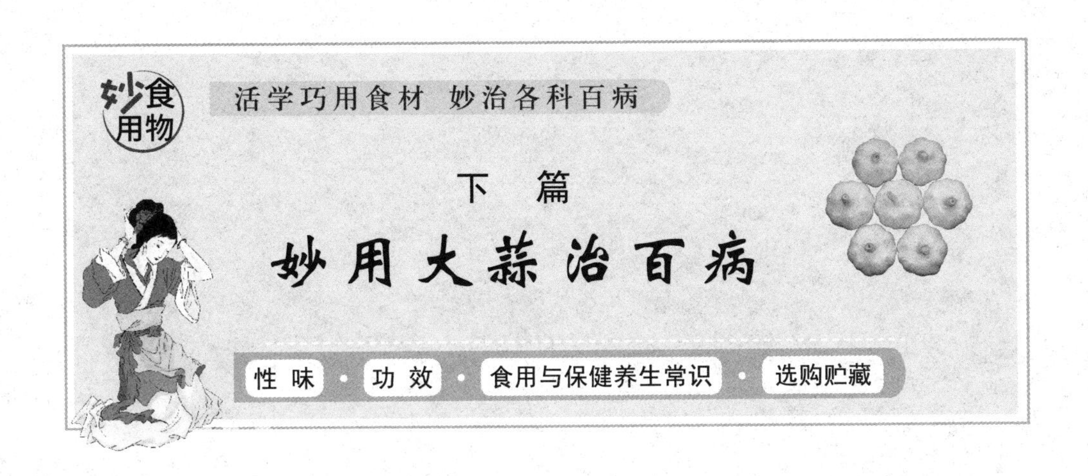

【医家论述】

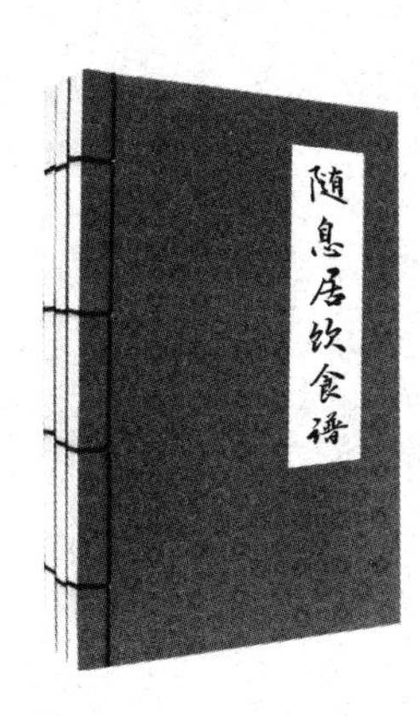

（大蒜）生者辛热，熟者甘温，除寒湿，辟阴邪，下气暖中，消谷化肉，破恶血，攻冷积。治暴泻腹痛，通关格便秘，辟秽解毒，消痞杀虫。外灸痈疽，行水止衄。

——清·王士雄《随息居饮食谱》

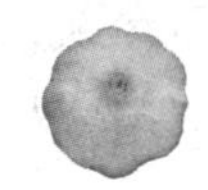

下篇

妙用大蒜

治 百 病

妙用大蒜防治感冒

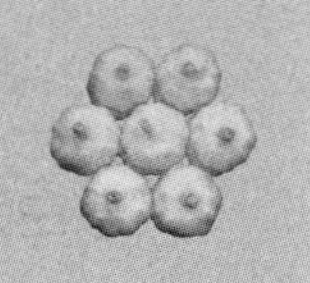

感冒是感受触冒风邪所致的外感疾病，相当于西医的上呼吸道感染。临床上以发热不适、恶寒、头痛、流泪、鼻塞、流涕、喷嚏、咽痛声嘶、呼吸不畅、咳嗽等症为主要特征。

大蒜有抗病毒及消炎的作用。目前医院使用的一种叫做大蒜素的注射液，就是利用其消炎的作用。经常食用大蒜能预防感冒，如果是初发阶段，比如出现嗓子痛、流鼻涕等症状，及时吃些大蒜能促使身体发汗，将感冒病毒“扼杀在摇篮中”。

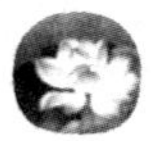

大蒜预防感冒妙策

◎ 大蒜汁塞鼻孔预防流感

大蒜适量，捣汁。用棉球蘸取药汁，塞入鼻孔。用于感冒流行期间的预防。

◎ 大蒜白汤，预防感冒是良方

大蒜 250 克，剥皮，用刀拍碎，加水 1000 毫升煎汤，每日服 3 次，每次 1 小杯。

◎ **大蒜蜂蜜防流感法**

大蒜研碎后，与等量蜂蜜拌匀，临睡服1汤匙，能预防流行性感冒。

◎ **葱白大蒜防流感法**

将50克葱白、25克大蒜头切碎，加水500毫升煎煮，每日3次，每次饮150毫升汤，可预防流感。

◎ **喝点大蒜汤，冬春季帮你有效抵御感冒**

将3瓣大蒜、3片生姜、一小撮茶叶，加上少许红糖或3～5枚大枣混在一起水煮至熟即可。

冬春是流行性感冒易发季节，也是“流脑”的易发季节。大蒜不仅能有效地预防流感，还能起到预防“流脑”（流行性脑脊髓膜炎）的双重作用。其方法是:在进餐前服生大蒜5～10克,15岁以下减半量,吃后用20%盐水漱口，连服3天。曾以此方法预防“流脑”的1775人，一组服药前带菌阳性率为15%，服药后第4天降为1.3%，另一组服药后第4天全部转为阴性。与未服大蒜的200人对照，观察26天，带菌阳性率由1.5%增至3%，而服大蒜后继续观察15天，阳性率逐渐降低至零。

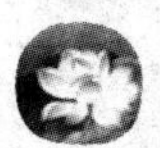 大蒜治疗感冒妙方

◎ **葱白大蒜汤防治感冒**

葱白500克，大蒜250克，加水2000毫升，煎汤，每日服3次，每次1茶杯。有解毒杀菌，透表通阳的功效，适用于风寒感冒，鼻塞流清涕、恶寒、

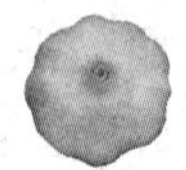

头痛、无汗，舌苔薄白。还可用于预防流行性感冒。

◎ 大蒜生姜汤治风寒感冒

大蒜头、生姜各15克，切片，加水1碗，煮至半碗时放入红糖，睡前1次服用。

◎ 大蒜葱辣汤治风寒感冒

大蒜50克，葱白50克，辣椒30克，生姜50克，荆芥10克，大蒜切片，姜切丝，葱切段，放入锅中煮5分钟。趁热饮服，覆被取微汗。此方祛寒解表，适用于风寒感冒，恶寒无汗，头痛身痛，鼻塞流清涕。

◎ 醋泡蒜姜，治疗风寒是秘方

醋500毫升，大蒜、姜各150克，将大蒜姜切片，放入醋中密封浸泡1个月以上。食用时可佐餐随菜，此方对治疗感冒有益。

◎ 口含生大蒜，感冒好一半

将大蒜含在口中，并以舌头促进运动，生津则咽下，反复进行数次，待大蒜无味后吐出。此方用于感冒初起，症见鼻塞流涕、风寒咳嗽。

◎ 蒜姜柠檬泡酒治感冒

大蒜400克，生姜150克，柠檬3个，蜂蜜70毫升，白酒800毫升，大蒜略蒸或煮一下去蒜臭味切片，姜、柠檬同切片泡在酒中3个月后可饮用。服法：成年人每次10毫升，每日3次。此方祛风散寒解表，主治风寒性感冒。

大蒜外用防治感冒

◎ 大蒜冰糖水治感冒

大蒜素对病毒有很强的抑制作用，用大蒜头4～6个，洗净切片，加水350毫升，另加冰糖25克，浸泡之后即可用于滴鼻漱口。每个鼻孔每次滴1～2滴，每日漱口2～3次，对防治流感有较好的疗效。

◎ 大蒜塞鼻中，解热又祛风

以大蒜头一瓣，塞入鼻孔中约20分钟，此方可治流感，解热祛表，有一定疗效。

◎ 大蒜捣汁治流行性感冒

大蒜6克，食盐少许。捣烂，温开水冲服。每日1～2次，连服数日。阴虚火旺者忌服。

◎ 大蒜捣烂敷足心、脐孔治流行性感冒

大蒜适量，捣烂。敷脐孔和足心涌泉穴（位于足底部，在足前部凹陷处，第二、三趾趾缝纹头端与足跟连线的前1/3处）。

◎ 蒜姜薄荷膏，祛风治感冒

大蒜50克，生姜50克，薄荷25克，将三料同捣成泥，调如膏状，装瓶备用。感冒时取药膏适量，以纱布包，敷于肚脐，胶布固定，每日更换1次。

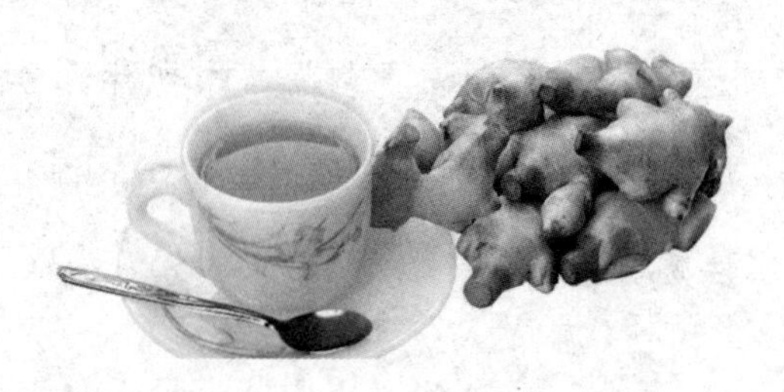

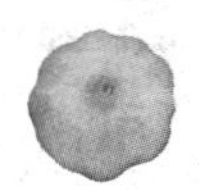

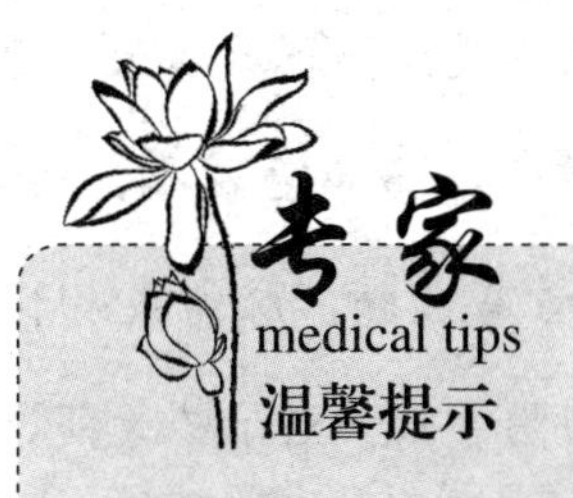

感冒的预防与保健

预防感冒的关键是平时加强锻炼，适当进行室外活动，以利增强体质，提高抗病能力。在气候冷暖变化时，注意防寒保暖，避免淋雨受凉和过度疲劳。在感冒流行季节，少去公共场所，防止感染发病；并可在居室用食醋熏蒸，以起到消毒预防作用。

感冒了要注意自我调理。要保持室内环境卫生，经常开窗，保持空气新鲜以及充足的阳光照射；睡眠是感冒的“良药”，发热时要多休息，多饮开水，饮食宜清淡，忌辛辣油腻燥烈之物。

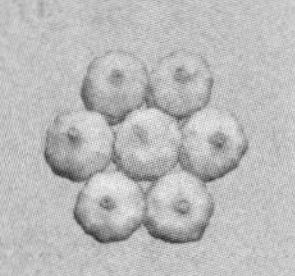

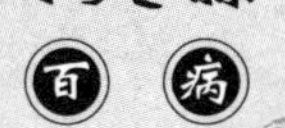

下篇　妙用大蒜治百病

妙用大蒜治咳喘

咳嗽是指肺气上逆作声，咳出痰液的病症。咳嗽有寒热虚实之分，风寒犯肺，早期咽痒作咳而咳嗽声重，气急，咳痰清稀呈泡沫状，或鼻塞流清涕，苔薄白；若从热化，则痰和鼻涕由白转黄；风热犯肺，常见咳嗽痰黄而稠，气粗，或咽痛，口渴，或流黄涕，苔薄黄；燥邪伤肺，则干咳无痰或少痰，鼻咽干燥，舌红干少津，脉数；痰湿蕴肺，则咳声重浊，胸闷气憋，痰多色白黏稠，舌苔白腻，脉濡滑；肺有痰热，则咳痰黄稠，胸闷气促，舌苔黄腻，脉滑数；肝火犯肺，则气逆咳嗽，咳引胁痛，苔黄少津，脉弦数；肺阴亏耗，则干咳无痰，或见咯血，舌红少苔，脉细数。

多种疾病都可引起咳嗽。外感引起的咳嗽、咳痰大多伴有发热、头痛、恶寒等，起病较急，病程较短；内伤所致咳嗽，一般无外感症状，起病慢，病程长，多见于慢性支气管炎和肺结核。

大蒜能宣肺祛痰。大蒜也能刺激气管黏膜，提高气管内柱状纤毛的蠕动，起到祛痰止咳作用。

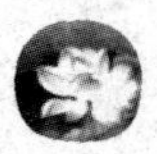

大蒜治支气管炎咳嗽

◎ 大蒜橘饼汤，清肺又化痰

大蒜30克，橘饼30克。将两味料切碎，加入适量水煮，去渣饮服。每日1剂，分2次服用。此方治疗支气管炎咳嗽痰多者。

◎ 大蒜猪苦胆，止咳祛热痰

大蒜50克，猪胆6个。先将鲜猪胆洗净切开取胆汁，大蒜砸碎成泥，按3：1的剂量，即3份猪胆，1份大蒜，以胆汁和大蒜拌在一起，24小时后烘干，研成末装入胶囊中自制成药。每服1克，每日3次，饭后服用。此方治疗支气管炎咳嗽、痰黄稠者。

◎ **红糖醋汁腌大蒜，抗菌消炎利气管**

红糖100克，醋250毫升，大蒜250克。将红糖、醋和捣碎如泥的大蒜一起浸泡7天。每天3次，每次10毫升。此方用于慢性支气管炎。

◎ **蒜汁加蜂蜜，止咳最有力**

大蒜捣烂成泥，放入锅中煮成开水，加入蜂蜜同饮，可止咳。

◎ **巧食蜜蒜，咳嗽减半**

取几瓣大蒜去皮洗净，放入盛好蜂蜜的大瓶里，封好瓶盖，浸泡1周左右后取出食用即可。每次2瓣，每日2～3次。

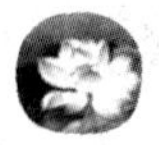

大蒜汤宣肺平喘

◎ 当呼吸感觉不舒服气喘时，可将7瓣大蒜拍碎，放入小碗加上半碗水，然后加上盖子放入锅里蒸，蒸上20分钟左右，蒸好后要趁热喝下，喝下后会有暖暖的感觉很舒服。喝过10分钟就会感觉呼吸舒畅很多，而且咳嗽明显减轻，痰液会很快减少。如果症状比较重，等半小时后再蒸一碗蒜水喝下去，很快所有的咳嗽症状全部消失，痰也就没有了。遇到风寒咳嗽时用蒸蒜水的方法也可治好。

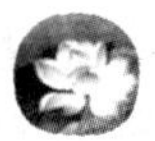

大蒜瓜秧止咳平喘

◎ 大蒜30克，丝瓜秧、冬瓜秧、南瓜秧各1500克，前胡、甘草各30克，取秋季瓜秧最好，将瓜秧汁榨出，取700毫升，石膏90克，大蒜、前胡、甘草、石膏用纱布包好，放入瓜秧汁，入蒸锅隔水蒸制。每日可服用两次，每次50毫升。此方治哮喘、咳喘、慢性支气管炎。

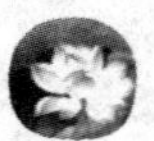

陈皮煎大蒜治气管炎

◎ 陈皮15克，大蒜50克。将大蒜、陈皮切碎加入水煎服，去渣留汁，分两次服用，适用于支气管炎症。

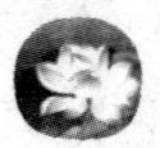

蜂蜜蒜定哮喘

◎ 大蒜50克，蜂蜜30克。将大蒜剥皮洗净切成蒜片，同蜂蜜放入碗中隔水蒸熟，每日1剂，专治哮喘。

大蒜泥镇咳止嗽

◎ 紫皮大蒜1个，将蒜头去皮，捣成烂泥。每晚睡前洗足后，敷于两足底涌泉穴处（足底必须先涂上凡士林），上面盖一层纱布，足心有较强刺激感时可揭去。如足底无不适感，可连续3～5次。此法能解毒、镇咳。此方用于风寒咳嗽、燥咳及小儿百日咳。

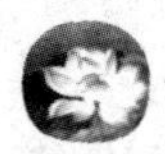

蒜汤煮胎盘治虚喘

◎ 大蒜50克，胎盘1个，淮山药30克，大枣7枚，生姜10克，白酒适量。

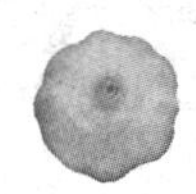

胎盘洗净过沸水焯过，加入大蒜、淮山药、大枣、生姜、白酒，用砂锅温火慢炖，略加少许盐。分两次服用。此方对肾阳虚，咳喘日久，动辄气短喘促，伴腰膝酸痛，肢冷不温者，可起到温肾、纳气、定喘的作用。

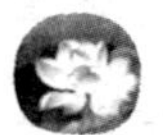 大蒜牛肺饭治肺虚咳喘

◎ 大蒜 30 克，牛肺 200 克，姜汁 10 毫升，粳米适量。将牛肺切成小块与粳米、大蒜焖成米饭，出锅加入姜汁拌匀，可做饭食，定量食用。方中牛肺益肺，止咳喘。主肺虚咳嗽喘逆。《本草拾遗》说牛肺能“补肺”;《本草蒙筌》说它“止咳逆”。故常食大蒜牛肺饭可治慢性气管炎肺虚咳喘。

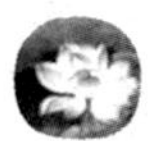 敷麝香蒜泥止咳平喘

◎ 麝香 1 ～ 1.5 克，紫皮蒜 10 ～ 15 头（所用量根据患者年龄及蒜头大小而定）。将麝香研成细末；蒜去皮捣成烂泥。农历五月初五（即端午节）中午近 12 时，患者俯卧，用肥皂水、盐水清洗局部皮肤。中午 12 时整，将麝香末均匀撒在第 7 颈椎到第 2 胸椎棘突的区域内，继将蒜泥敷于麝香上，外盖纱布，胶布固定。60 ～ 70 分钟后将药物取下，清洗局部，以消毒硼酸软膏涂上，再敷一塑料薄膜，并以胶布固定。此法属中医“冬病夏治”法。此方适用于治慢性支气管炎及陈旧性哮喘。

经临床验证，用此法可使大部分患者做 1 次哮喘即减轻，有的不再发作。

为巩固疗效，可连续贴治3年。

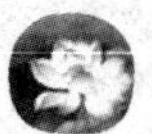 闻蒜泥味治慢性支气管炎咳喘

◎ 将大蒜瓣捣成糊状，装入一个空药瓶内，把瓶口对准鼻孔，尽量吸嗅大蒜辛辣的味道，可视病情每天嗅闻4～5次。蒜的辛辣味变淡后再换上新的蒜泥。使用的瓶子不可太大，瓶口以对准两鼻孔为宜。

按：一患者68岁，在30岁就患有慢性支气管炎，轻度肺气肿。得此方后，从深秋开始到初春，天天如此，坚持两个冬季，病患彻底根除，近10年从未复发。

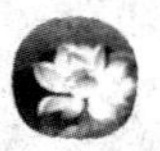 大蒜芒硝膏外敷治疗肺痈咳嗽

◎ 大蒜100克，大黄100克，芒硝50克，醋适量。将大蒜、大黄、芒硝捣碎，制成膏状，装入三层的纱布袋里，外敷肺俞穴（肺俞穴位于背部，在背部第3胸椎棘突下，左右旁开二指宽处）及胸背部，每次2小时，可治疗肺痈（肺脓肿），咳喘气急，咳吐大量脓血腥臭痰。

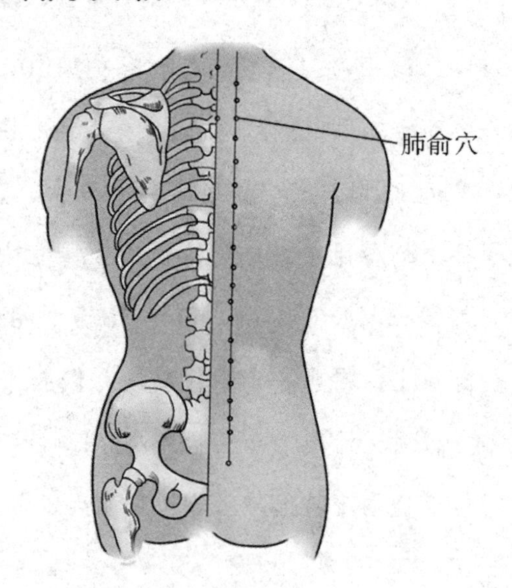

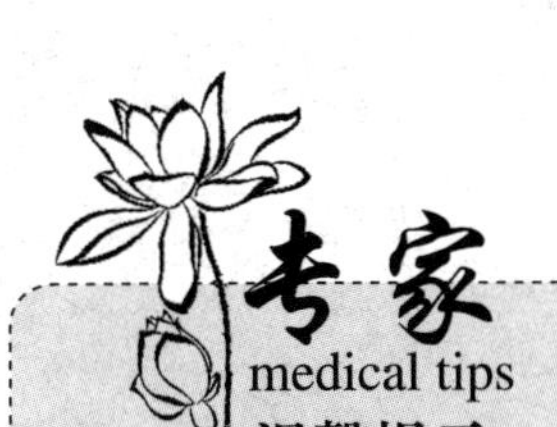

温馨提示

咳喘防治要点

有咳嗽、气喘症状的患者，居住环境要保持舒适、洁静，室温维持在 18 ～ 20℃，湿度 50% ～ 60% 为宜。咳嗽剧烈、频繁者应注意适当休息，可以减少机体能量的消耗。

注意补充水和营养物质，患者如无心、肝及肾等功能障碍，应给予充足的水分及热量，每日饮水应在 1500 毫升以上，并适当增加蛋白质和维生素，尤其是维生素 C 及维生素 E 的摄入。

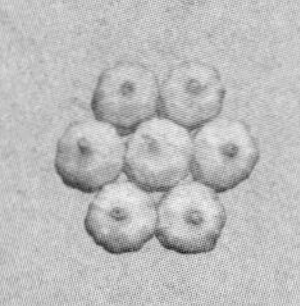

下篇 妙用大蒜

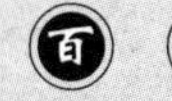

治百病

妙用大蒜治肺结核

肺结核病，中医称“劳瘵”俗称痨病。近百年来称为肺痨。

肺痨是具有传染性的慢性消耗性疾病，主要以咳嗽、咯血、潮热、盗汗及身体逐渐消瘦等为其临床特征。多因体质虚弱、气血不足、痨虫（结核杆菌）侵肺所致。大蒜对于肺痨颇有效验，因为大蒜里含有的蒜素对治疗肺结核有很好的作用。大蒜治肺结核的通常用法：①将适量大蒜带皮焖熟后当菜食用；②将生大蒜去皮，每天嚼食6～7次，每次4～5瓣。对肺结核均有疗效。

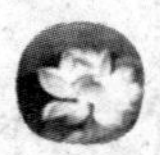

鼻嗅蒜气治肺结核

◎ 验方1

紫皮大蒜50克。大蒜捣烂，蒜泥摊于玻璃瓶内，瓶口置鼻，吸其挥发气。每次1～2小时，每日2次。此方可辅助治疗肺结核形成空洞者。

◎ 验方2

用蒜2～3头去皮捣烂置瓶中，用两根软管一头插入瓶中，一头插入两鼻孔，呼气用口，吸气用鼻，每日2次，每次吸30～60分钟，连用3个月。此方可辅助治疗重症肺结核咳嗽。

大蒜粥治肺结核

◎ 取紫皮大蒜约30克，去皮，将蒜放入沸水中煮1～3分钟后捞出，然后取秫米50克，放入煮蒜水中煮成稀粥，待粥已成，再将大蒜捣碎重新搅入粥中，即可食用。大蒜有抗结核杆菌作用，用大蒜粥治疗肺结核有一定效果。

◎ 蒜香芥菜粥，宣肺能益寿

大蒜20克，芥菜（开水焯一下，切碎）100克，同大米同熬粥，每天早晨食用。此方治肺结核，平喘镇咳有疗效。

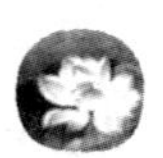 大蒜白及粥治空洞型肺结核

◎ 大蒜（去皮）25～30克，放沸水中煮1～2分钟后取出，另以糯米（或粳米）30克放入煮粥，粥成再将原蒜放入，混匀，1次服；同时，送服白及粉3克，每日早晚各服1次，连服3个月。《食疗本草》载，本方有良好的抗痨作用，临床用于治疗肺结核，能使病灶大部分或部分吸收，对结核空洞以及早期可逆性空洞疗效较好。

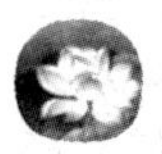 大蒜美食补虚抗痨

◎ 大蒜白及炖乌鲤

紫皮大蒜3头，白及15克，乌鲤鱼约250克。制作：将鱼去鳞、鳃及内脏；大蒜去皮。再将鱼、大蒜及白及同放锅内，加水炖煮，加油、盐等调味服食。每日1剂，连用数日。方中大蒜抗痨；白及收敛止血，消肿生肌；乌鲤养阴补虚，清热凉血。此方适用于肺结核咯血，以及阴虚火旺，午后潮热、盗汗、体质瘦弱者食用。

◎ 大蒜烧鳗鲡

鳗鲡（白鳝）约150克，紫皮大蒜3头，葱、姜、油、盐各适量。将鳗鲡开膛洗净，切段，大蒜去皮，洗净。将锅置于旺火上，加油烧热，放入鳗鲡煎炸至呈金黄色，下大蒜及调料，加水1碗煮至鱼熟即成。此方有补虚羸，祛风湿，杀菌之功效。有抑制结核病菌的作用。据《新中医》介绍，本方在治疗结核方面有独到疗效（注：鳗鲡烧存性，研细末，每服5～10克，

每日2次，亦有治疗肺结核、淋巴结核之功效）。

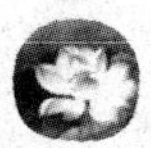 百部蒜茶治肺结核咳嗽

◎ 大蒜50克，百部15克，紫菀9克。将百部、紫菀用水煎，大蒜捣泥取汁兑入当茶常服，半个月见效，对肺结核咳嗽有疗效。

 蒜糖五味子治肺结核

◎ 大蒜250克，五味子125克，红糖50克。将五味子水煎2次，去渣取汁与红糖、大蒜共入瓶中加盖密封半个月，每日食蒜数瓣，饮汁少许，坚持服用，肺结核病症会逐渐减轻。

 药蒜汁足浴治疗肺结核

◎桔梗、百部、元参、黄芪各30克，五倍子、银杏叶各15克，大蒜汁50毫升。除大蒜汁外，将其他药材一同放入锅中，先用武火煎沸，再改用文火煎5～10分钟，滤取药汁，将药液倒入盆中，兑入大蒜汁，待水温合适后浸浴双足30分钟，每日浸足2次。功效：滋阴益气，敛肺止咳，杀虫解毒。

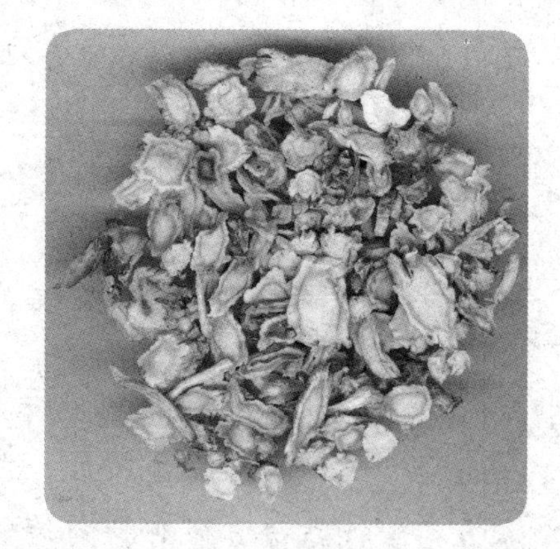

◇桔 梗

主治肺结核。

大蒜藕梨汁养阴润肺

大蒜、鲜藕、梨，滋阴清肺补中气：大蒜 250 克，鲜藕 500 克，梨 250 克，将各料分别洗净榨出汁液混合一起，每日一次，对肺结核阴虚火旺，潮热盗汗、干咳无痰之证，用此方滋阴补气又清肺，有良好保健作用。

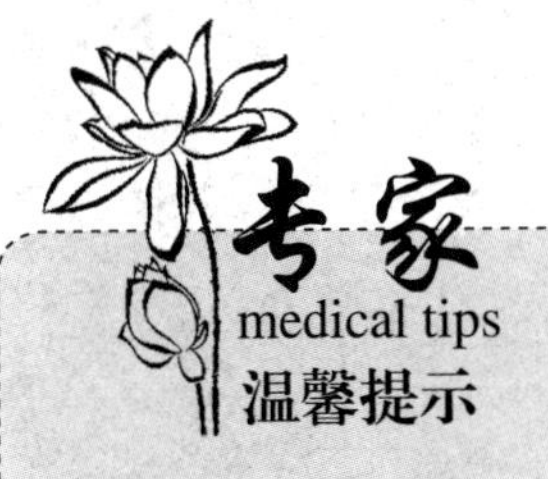

肺结核的预防与保健

本病因感染结核杆菌所致，平时应注意避免传染，且应未病先防，已病防变。患病者应抓紧治疗，重视摄生，加强食疗，戒烟酒，禁房事，宜怡情悦志，不可悲观忧愁，并配合体育锻炼，如气功、太极拳等。

饮食应增加富有营养的食物，如牛羊乳、甲鱼、豆浆、水果等；宜食补肺润燥生津之品，忌辛辣刺激动火燥液之品。

下篇
妙用大蒜治百病

妙用大蒜防治痢疾

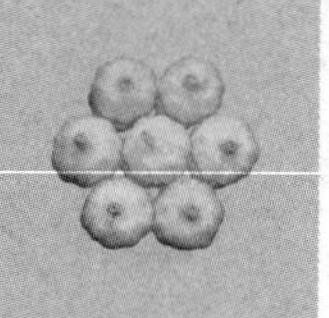

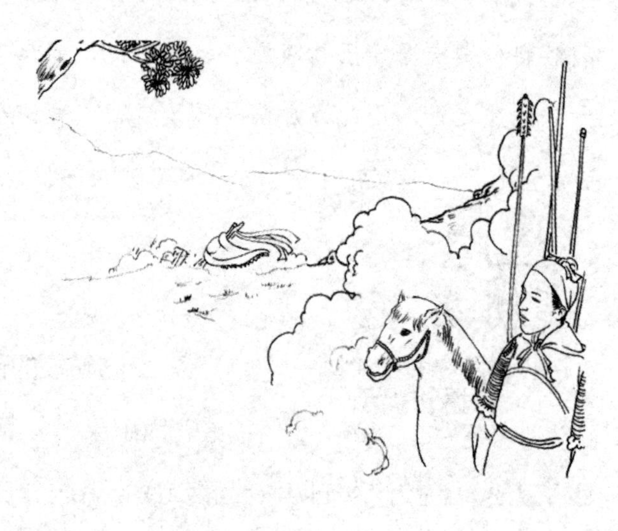

痢疾是急性肠道传染病之一。临床以发热、腹痛、里急后重、大便脓血为主要症状。现代医学的细菌性痢疾（菌痢）属中医“痢疾”的范畴。本病的传染源为患者及带菌者，病菌随大便排出，通过污染水源、手、食物、苍蝇及用具传播，而经口感染。

我国很早就运用大蒜治疗痢疾了。据民间传说，东汉王莽追赶刘秀，刘军路经盛产大蒜的口孜镇，官兵多染痢疾，当地瘟疫又盛，军队多无斗志。当时刘秀采纳一道士建议，食大蒜治之，官兵和群众不医而愈。唐代孙思邈用大蒜治疗泄泻暴痢，明代李时珍则用大蒜治疗霍乱和冷痢。古人还主张将大蒜作为旅游时必备的药物。元代王祯在《农书》中说，将大蒜“携之旅途，则炎风瘴雨不能加，食之腊毒不能害”。

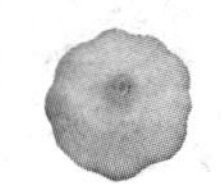

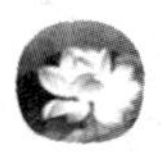 大蒜粥方治细菌性痢疾

◎ 大蒜粥

取紫皮大蒜 30 克，去皮，放入沸水中煮 2 分钟后捞出，然后将粳米 100 克淘净放入大蒜水中煮粥，待粥成后，把大蒜放入粥中，煮至粥稠即可。每日早晚各 1 次，空腹热食，10 ～ 15 天为 1 个疗程，间隔 3 ～ 5 天再行第 2 个疗程。

◎ 大蒜马齿苋粥治痢疾

将大蒜 30 克去皮，新鲜马齿苋 60 克（干品 30 克），洗净切碎，然后煮汁去渣，再加入粳米 100 克煮粥，早晚温热服用。具有清热止痢作用，适用于急慢性细菌性痢疾和肠炎。

◎ 大蒜三七粥

紫皮蒜 30 克，三七 5 克，粳米 100 克。制法：大蒜去皮，切片，沸水煮 1 分钟，捞出。捞净的粳米放入煮蒜水内熬粥，待粥将熟时，再把蒜及三七放入粥内，煮至蒜熟。服法：早晚温热服。此方有抗痨，治痢疾，降血压之功效，适用于急慢性痢疾尤宜于痢下赤白脓血者。还可治肺结核、高血压、动脉硬化。注意：孕妇忌服。

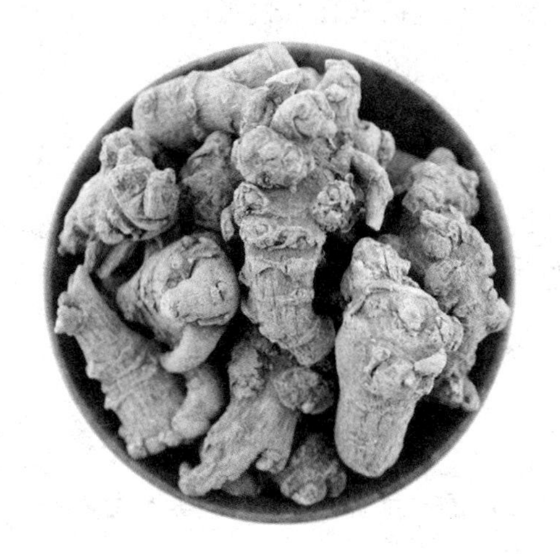

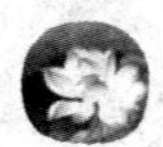 大蒜汤丸治痢疾

◎ 银蒜茶合剂

紫皮大蒜1000克，茶叶（普通土茶）1200克，银花320克，生甘草120克。将大蒜去皮，用绞肉机绞碎后，加少许凉开水，用纱布挤其汁；茶叶用2000毫升沸水浸泡半小时，过滤取汁；甘草、金银花加水1600毫升，用瓦罐以文火煎煮，浓缩成800毫升，以纱布过滤取汁。将以上3液混合，加入适量白糖或红糖及开水，配成4000毫升，装瓶待用。成年人每次20毫升，每日3次，连服3～7天，用于治疗细菌性痢疾（湿热痢、寒湿痢）。

◎ 大蒜金银茶饮

大蒜10克，金银花6克，甘草2克，大蒜捣成泥同金银花、甘草开水浸泡，加入适量的糖代茶饮用，治疗痢疾疗效显著。

◎ 大蒜浸汁

紫皮大蒜50克，将蒜捣碎后浸于100毫升温开水中2小时，然后用纱布过滤，加入少许糖即可。每次服20～30毫升，每4～6小时1次，直至症状减轻。

◎ 大蒜龙井茶

龙井茶60克，整头大蒜一头。先将大蒜去皮后捣成酱状，与茶叶同时放入茶壶，以沸水冲泡，当茶饮。每日2～3次。一般治疗4～5天。此方功能解毒，杀菌，止痢，适用于慢性痢疾。

◎ **大蒜黄连丸**

独头蒜煨熟，捣烂和等量黄连末做成丸子。米汤送服，每次10克，每日3次，治急慢性菌痢有特效。

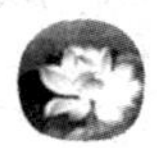 大蒜美食治慢性痢疾

◎ **大蒜鸡蛋**

独头大蒜2头，鸡蛋1枚。把锅置火上，蒜放锅内，将鸡蛋打碎浇蒜上，盖严锅，待蒜熟，空腹食下，以病愈为度。古医书记载，大蒜解毒止痢，鸡蛋和中止痢，2味合用，为治疗慢性痢疾的食疗良方。

◎ **大蒜猪肚**

猪肚100克，大蒜150克。将猪肚洗净，蒜头去皮，二物加水适量，煮至猪肚熟烂，将猪肚捞出切成肚条再稍煮加盐调味。佐餐食用。此方健脾补虚，解毒止痢，适用于慢性痢疾。

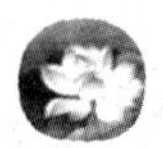 大蒜泥治痢疾

◎ **验方**

用红糖水送服大蒜泥治菌痢（大蒜4～5瓣剥皮，捣烂如泥，用红糖水送服，2小时1次）亦有良效。同时用大蒜泥外敷肚脐和足心。

◎ **蒜泥马齿苋**

大独蒜30克，鲜马齿苋500克，食盐3克，酱油10克，白糖10克，黑

芝麻 10 克，花椒面 1 克，葱白 10 克，味精 1 克，醋 5 毫升。将鲜马齿苋择去杂质老根，洗净泥沙，切成 5～6 厘米长段，用沸水烫透捞出沥干水，装在盘内待用。大独头蒜撕去表皮捣成蒜泥，芝麻淘净泥沙炒香捣碎，葱白切成马耳形待用。将盘中马齿苋抖散先用食盐拌匀，加入蒜等调料，撒上芝麻即成。佐餐食。此方具有清热解毒，消肿止血功效，药理实验证明对各型痢疾杆菌都有较强的抑制作用，用于痢疾有确切的疗效。

此外，临床上用 10% 的大蒜汁灌肠，可治细菌性痢疾、阿米巴痢疾、肠炎和蛲虫等。

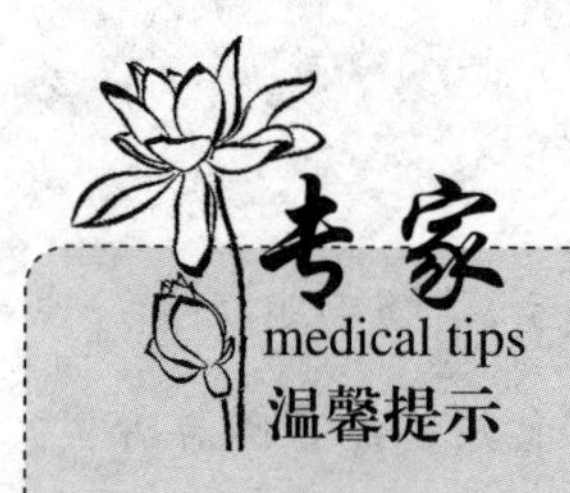

痢疾的预防与保健

痢疾贵在防：首先要把好“病从口入”这一关。

要做到不吃腐烂变质及被苍蝇、蟑螂污染过的食物。

坚持做到饭前便后洗手，生吃瓜果要用流水清洗多遍，或削皮后再吃。

食具要按时煮沸消毒。

老年人及孩子不要与痢疾病人接触，以免感染患病。

在本病流行期间（或家中有人患菌痢），多食大蒜能够收到较好的预防效果。

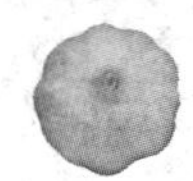

下篇 妙用大蒜治百病

妙用大蒜防治肠炎腹泻

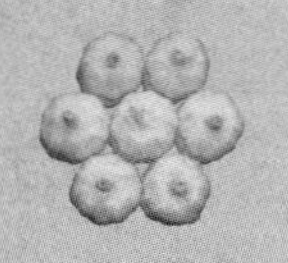

我国很早就运用大蒜治胃肠病了，如东汉名医华佗曾用蒜齑（即切碎的大蒜子）与醋治疗腹中蛔虫；唐代医学家孙思邈又用大蒜治疗泄泻暴痢；宋代医家用它杀毒气，健脾胃；明代李时珍则用大蒜治疗霍乱和冷痢。古人还主张将大蒜作为旅游时的必备药物，如元代王祯在《农书》中说，将大蒜“携之旅途，则炎风瘴雨不能加，食之腊毒不能害”。实际上就是运用大蒜作为消毒杀菌的良药，以便有效地预防胃肠病。

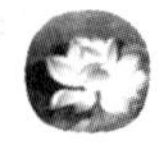

大蒜茶治腹泻

◎ 验方

用大蒜一头切片，一汤匙茶叶，加水一大碗，烧开后再煮一两分钟，温时服下，2 ～ 3 次即可使腹泻痊愈。

◎ 蒜汁马齿苋茶

大蒜 25 克，马齿苋 50 克，红糖 20 克。将蒜捣泥，马齿苋水煎取 1 碗，冲入蒜泥，过滤取汁，加红糖，1 日内分 2 次服完。此方补脾止泻，主治慢性腹泻，属脾胃虚弱型，大便次数多，或溏或泄，腹痛肠鸣，饮食不佳者。

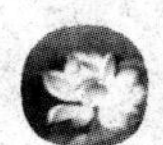 米醋蒜泥治肠炎腹泻

◎ **验方**

取大蒜10个洗净，捣烂如泥，和米醋250毫升，徐徐咽下，每次约5瓣，每日3次。本方有消炎止泻之功效，主治急性胃肠炎之腹泻，水样便。

◎ **大蒜醋汁治肠胃炎**

大蒜100克，醋150毫升。大蒜捣烂如泥，加入米醋调匀服用，可治急性肠胃炎。

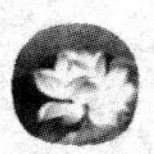 大蒜白面汤治肠炎腹泻

◎ **大蒜白面汤，治疗肠胃炎是良方**

大蒜50克捣烂成泥，加入熬好的白面稀汤内，服用后休息，可治肠胃炎之呕吐、腹泻。

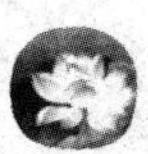 蒜术车前汤治水泻

◎ **验方**

大蒜30克，白术30克，车前子30克。3味炒后放入清水中煎汤，每日1剂，早晚分服，治脾虚水泻（泻下物清稀如水状）有疗效。

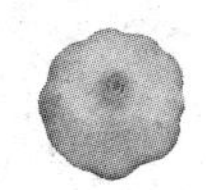

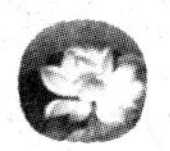 烧烤大蒜治腹泻

◎ 大蒜 2 头放火上烤，烤至表皮变黑时取下，放入适量的水煮，患者食其汁液即可。

◎ 治小儿腹泻

取带皮大蒜两头，先加以烧烤，待皮焦黑、肉软熟时服食，此时大蒜已无辛辣味，小孩能够接受，服后即可止泻，如服 1 次无效或效果欠佳则可多服几次。用此法治疗成年人腹泻亦有一定效果。不过应当指出，大蒜生用比熟用效果好，成年人仍应以生吃大蒜为佳。

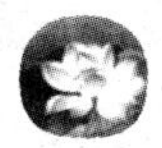 蒜头炒苋菜治腹泻、痢疾

◎ 大蒜头 2 头，苋菜 500 克。将苋菜择洗干净，大蒜去皮切成薄片，锅中油烧热，放入蒜片煸香，投入苋菜煸炒，加入精盐炒至苋菜入味，再入味精拌匀，出锅装盘。此菜具有清热解毒，补血止血，暖脾胃，杀细菌的功效。适用于腹泻，痢疾，小便涩痛，尿道炎等病症。

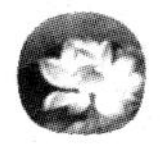 大蒜鸡蛋治休息痢

◎ 治休息痢（痢疾时止时发，久治不愈）

大蒜（剥去皮）2 头，鸡蛋 2 枚。先将蒜放铛中，取鸡蛋打破，搅和后浇蒜上，以盏子盖，置文火上烤候蒜熟，空腹食之，通便后再服（《普济方》）。

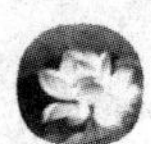

蒜苗拌豆干治肠炎腹泻

◎ 豆腐干200克，春蒜苗80克，精盐3克，花椒油50毫升，味精2克，红油20毫升。将豆腐干切成丝，春蒜苗洗净切成1.3厘米长段。锅内加水烧开后，放入豆干丝烫一下，捞出，放入凉水中，过凉待用。将烫好的豆腐干丝及蒜苗放入1个盆内，加入精盐、花椒油、味精、红油调匀后，装盘即成。豆腐干有清热解毒、生津润燥等功效；蒜苗有健胃消食、解毒杀虫等功效，可用于治疗痢疾、腹泻、虫积腹痛等。适用于肠炎腹泻。

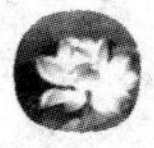

蒜肚丸治脾虚久泻

◎ 验方

猪肚1具，大蒜适量。将猪肚洗净，去脂膜，入大蒜在内，装满为度，煮7小时，使肚蒜糜烂，以炒面和为丸。每日3次，每次20克，以米汤、红糖姜汤送服。此方健脾止泻，主治慢性腹泻，属脾胃虚弱型，大便水泻，面色萎黄，神疲乏力，胃纳差者（《风劳臌膈四大证治》）。本方兼治臌胀、肠癌。

◎ 平胃蒜肚丸（《医学入门》卷七）

豮猪（阉割后的公猪）肚1具，去脂膜；入大蒜装满，以线缝住，用冷水、热水各1700毫升，先将水烧滚，入肚，煮至水干为度，取出捣烂。再加入研成粉末的苍术、陈皮、厚朴各150克，花椒少许。上药捣至猪肚无丝，方可为丸，梧桐子大。服法：每服6克，每日3次，白汤下。适用于水泻，便血，久痢，

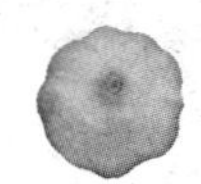

先行后以此补之。

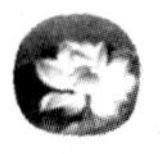 大蒜水灌肠治婴幼儿腹泻

◎ 取大蒜 2 ～ 3 瓣（根据婴儿月份大小）去皮、洗净、捣烂，加温开水 30 ～ 40 毫升，搅匀澄清后，用注射器吸大蒜水 25 ～ 35 毫升连接 8 ～ 10 号肛管，润滑肛管前端，排出肛管内气体，夹紧肛管，抬高臀部 5 厘米将肛管轻轻插入约 10 厘米，松开止血钳，缓慢注入。在操作前及操作中要注意抚慰患儿情绪，尽量使患儿不要哭，降低腹压。拔出肛管时，用手轻轻协助肛门闭合，以免液体流出。急性腹泻次数多时每日灌肠 2 次，腹泻每日减至 6 次左右后，每日灌 1 次，一般 2 ～ 3 天即可痊愈。经临床实践验证此法安全、经济、痛苦小、无毒副作用、见效快、效果理想、易于推广，为患儿早日康复开辟了一条新路。

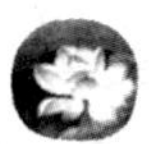 大蒜塞肛治肠炎腹泻

◎ 大蒜剥皮洗净，用刀削去蒜瓣的头尾和蒜的膜皮。腹泻时，大便后先温水坐浴，再将削好的蒜送入直肠里，越深效果越好。一般情况下，放入蒜后泻肚即止，5 ～ 6 个小时后排便即成条形。每次放 1 ～ 2 瓣，连放 2 ～ 3 天，大便可正常。采用此法应注意手的消毒。

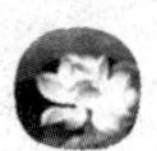

大蒜外敷治泄泻暴痢

◎ 验方 1

大蒜捣贴两足心，亦可贴脐中（《千金方》）。下痢禁口及小儿泄痢方：同前方（《本草纲目》）。

◎ 验方 2

大蒜 50 克，胡椒 30 克，将两者捣成泥制成饼状，敷在肚脐部固定，治疗寒湿泄泻很灵验。

◎ 朱砂配大蒜，腹泻好一半

大蒜 50 克，朱砂 30 克，将两者同捣成泥，用纱布包 2 层成饼状，外敷贴在神阙（脐中）、涌泉穴，治腹泻症。

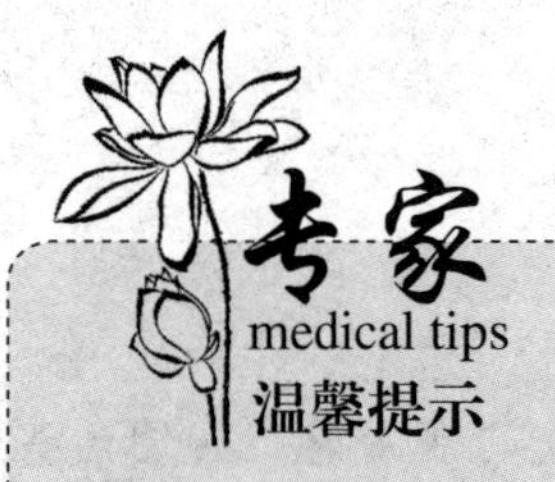

专家
medical tips
温馨提示

腹泻的预防与保健

由于细菌极易繁殖，使食品容易腐败变质。人们如果吃了带有致病菌的食物后就很容易发生腹泻，而大蒜能防止腹泻的发生。因为大蒜含有一种辛辣含硫的挥发性植物杀菌性——大蒜素，它对葡萄球菌、痢疾杆菌、霍乱弧菌、大肠埃希菌、伤寒杆菌、炭疽杆菌、真菌、阿米巴原虫等均有杀灭或抑制作用。利用大蒜的杀

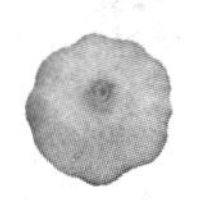

菌功能，在肠道传染病流行期间，每天生食 1 ～ 2 头大蒜，能起到预防肠道传染病的作用。

如果因此认为多吃生大蒜可以治好腹泻却是一种误解。人们由于受凉或误食沾有致病菌的不洁食物后，由于细菌的作用，使肠襞血管扩张、充血、肿胀、通透性增强，机体组织大量蛋白质和钾、钠、钙、氯等电解质以及液体渗入肠腔，大量液体刺激肠道，使肠蠕动加快、增强，因而出现阵阵腹痛、频频腹泻等症状。这时，如果食用大蒜，特别是过量食用大蒜，虽有抗菌作用，但因其中有辣性的大蒜会刺激肠襞，促进血管进一步充血、水肿，使更多的组织液渗入肠内，从而加重腹泻症状。另外，过量生食大蒜，还会使胃受到强烈刺激而引起急性胃炎，出现腹痛等不适，这对于患者来说无异于雪上加霜。

可见，生吃大蒜预防肠炎、腹泻只能是在没有出现腹泻之前才能起到预防作用，即便在用大蒜来预防肠道传染病时，也不可过量生食。用大蒜治疗肠炎应在医生指导下应用。

下篇

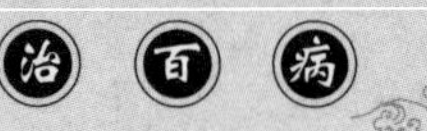

妙用大蒜治百病

妙用大蒜治胃痛

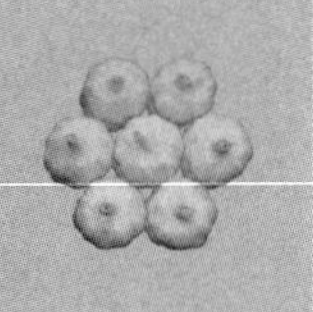

胃痛又称胃脘痛，是指上腹胃脘部近心窝处经常发生疼痛为主症的疾患，俗称“心口痛”。主要是由于受凉，饮食不节、情志刺激、精神紧张、胃痉挛、劳累等因素所致。与西医学的急慢性胃炎、胃及十二指肠溃疡、胃神经官能症等病相似。胃痛常伴有痞闷、嗳气、泛酸、嘈杂、恶心、呕吐等症。

鸡蛋蒜泥治胃寒痛

◎ 鸡蛋蒜泥

温胃祛寒，理气降逆。用于胃寒腹冷，厌食呕逆。鸡蛋4枚煮熟去皮，加入花椒、大料、桂皮、干姜文火慢煮约1小时，取出捣碎放凉。大蒜6～8瓣加盐捣烂成泥，与鸡蛋混匀，当菜吃，可治胃寒疼痛，胃气不降。每次吃1枚鸡蛋即可，多吃影响食欲。

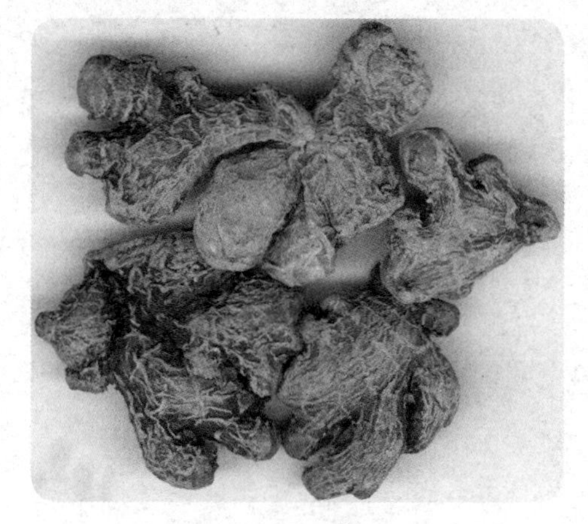

◇干　姜

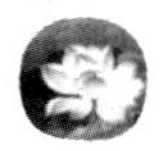 治胃炎腹胀疼痛

◎ 验方 1

大蒜头（最好用独头蒜）30 克，干橘皮 15 克，莱菔子（萝卜子）6 克，红糖 1 汤匙。蒜头剥去皮，与干橘皮、莱菔子同入锅，加水 2 碗，煎取 1 碗汤，加红糖 1 汤匙搅匀，一次服下，每日 3 次，饭前空服，用 5 天可愈。忌酒、辣、冷食。功效：温中和胃，理气消胀。主治胃窦炎、胀气吐酸。

◎ 验方 2

将大蒜 3 瓣切成黄豆大，加点冷开水用食物料理机绞碎，越碎越好。加冷开水：一是为了得到汁水；二是能绞碎。每天晚餐后服用。适用于慢性浅表性胃炎、疣状胃炎。

按：胃炎主要是幽门螺杆菌（Hp）感染，大蒜汁就能抑制幽门螺杆菌繁殖且能杀灭幽门螺杆菌。研究发现，胃黏膜正常及浅表性胃炎组 Hp 感染最低为 27%，随着胃黏膜病变的加重 Hp 感染率持续上升，萎缩性胃炎组为 56%，患肠上皮化生组和非典型增生组则为 88%；与正常 / 浅表性胃炎组相比，萎缩性胃炎组感染 Hp 的相对危险度为 4.2，患肠上皮化生 / 非典型增生组为 31.5。多食用大蒜患萎缩性胃炎的相对危险度分别为 0.70 和 0.46，患肠上皮化生 / 非典型增生的相对危险度分别为 0.55 和 0.51。因此，大蒜能预防胃癌前病变，阻止癌症的发生。

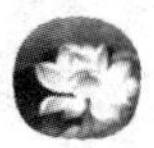

绿豆大蒜汤治胃炎腹痛

◎ 取绿豆 50 克，大蒜 5 瓣，白糖或冰糖适量。绿豆、大蒜（去皮），一起放入砂锅内加水煎烂，再放入白糖。早晚各服 1 次，儿童减半。以饭前或空腹服用为佳，1 个半月至两个月为 1 个疗程。

大蒜炒黄鳝暖胃治胀满

◎ 大蒜 100 克，黄鳝 250 克。黄鳝洗净宰杀，剔骨切片，大蒜切片同炒。佐餐食用，减缓胃胀。

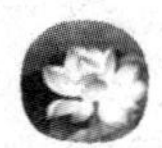

生姜醋蒜制酸止痛

◎ 生姜 100 克，大蒜 100 克，醋 500 毫升。将大蒜、生姜洗净切片，放入食用醋浸泡 30 天以上。遇胃酸症取醋汁饮用。此方可治慢性胃炎、胃痛。

神曲大蒜治食积腹痛

◎ 大蒜 30 克，神曲 15 克。将两者水煎，加入 1 小杯白酒饮服，治疗食积腹胀及胃脘痛。

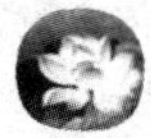

羊肉炖大蒜治胃痉挛

◎ 羊肉 150 克，去油脂，同大蒜 30 克同炖，喝汤、吃肉并食大蒜。此

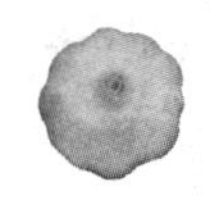

方温中和胃，解痉止痛，对胃痉挛特别是胃受寒引起的胃部肌肉抽搐，上腹痛，呕吐等有较好的缓解作用。

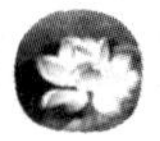

大蒜治胃痛民间小单方

◎ 验方 1

大蒜 5 瓣，米醋 200 毫升，醋煮大蒜至熟，食之。主治胃寒疼痛。

◎ 验方 2

隔年大蒜、麻油。大蒜捣烂取汁，每次 5 毫升，兑入麻油 15 毫升搅匀服。主治胃痛，大便干结。

◎ 验方 3

大蒜头 1 次 1 两，连皮烧焦，再加 1 碗水烧开，加适量白糖空腹食用，每日 2 次，连用 7 天可根治。此方治胃痛、吐酸、胃下垂、胃窦炎。

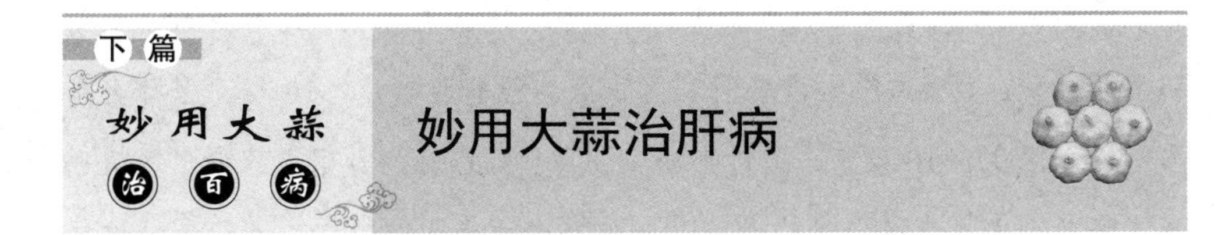

妙用大蒜治肝病

山东省医学科学院的科研工作者曾对产蒜区和非产蒜区共 754 名健康居民进行了每周食蒜量与乙肝表面抗原关系的回顾性调查。经过科学检测及严格对比后发现：吃蒜组乙肝表面抗原阳性率是 5.76%，不吃蒜组是 21.71%，吃蒜者的 HBsAg 阳性率明显低于不吃蒜者。研究充分表明，吃蒜较多者、罹患乙型肝炎的机会较少。这与他们以往所作的大蒜食用量与肝癌的发生率呈反比（即随着食用大蒜量的增加，肝癌的发生率与病死率下降）的研究结果完全一致。从而又从另一侧面证实了乙肝病毒感染与肝癌发生率有密切关系，同时，证实大蒜确有预防乙型肝炎的作用。

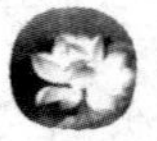

自制蜂蜜大蒜，抑制乙肝病毒

◎ 把大蒜放微波炉中加热 1 ～ 2 分钟，或者用开水烫 5 分钟左右，然后再用蜂蜜泡 1 周左右就可以吃了。在倒入蜂蜜前，可以先将大蒜放入 30% 左右的盐水中浸泡一段时间，捞出后去除水分，以免造成大蒜腐烂，这样做出来的大蒜没有涩味，味道会更好。食用时，可以用水把蜂蜜稀释后饮用，也可加入适量的柠檬汁。

按：蜂蜜中所含的矿物质和糖分，能和大蒜的营养成分结合起来，可增强肝脏功能。1 项临床实验表明，大蒜能增强肝脏功能，30 位乙型肝炎患者每天食用 9 ～ 10 瓣蒜，坚持 2 ～ 3 个月后，乙肝病毒明显减少，病情也逐步好转。吃蜂蜜浸泡过的大蒜，能弥补大蒜伤阴的缺点，还能更好地保护胃黏膜。

 大蒜敷列缺穴治肝病黄疸

◎ 肝病患者常发生黄疸和腹水，大蒜对此有治疗作用。民间流传一种退黄的方法：将大蒜切碎，取很小的一块，敷在列缺（列缺在前臂桡侧缘两手虎口相交，食指尖所指凹陷处）的穴位上，1 天以后局部就会起水疱；然后去掉大蒜，并抽出疱内黄色的水。这种方法对肝炎的黄疸有较好的退黄效果，甚至还有降转氨酶的作用。对肝癌的黄疸，也有辅助治疗作用。但在外敷时请注意，大蒜的块不能太大，所敷的面积不能大，以免引起创面过大，还要保护创面，以防引起感染。

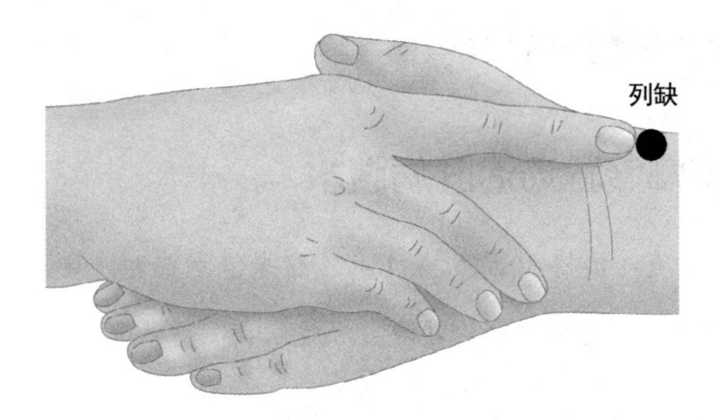

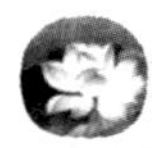 大蒜田螺敷脐治肝腹水

◎ 田螺 4 个，大蒜 5 枚，车前子 6 克。田螺去壳，与后 2 味共捣如膏，做成圆饼备用，用时将药饼置脐孔内，外盖纱布，每天换药 1 次。此方治肝硬化腹水，本方兼治急慢性肾炎引起的腹水、水肿（《惠直堂经验方》）。

 大蒜芒硝外敷治痞块

◎ 大蒜 7 瓣，芒硝 30 克。先将大蒜瓣捣烂，再加入芒硝同捣成厚糊状。将所捣成之糊状药涂于患处，上敷蜡纸及纱布，并以橡皮膏固定，待发痒时再去掉，等不痒时再配制续敷，频频敷之。此方适用于腹部痞块，包括肝大、肝硬化、脾大等形成的腹部包块。

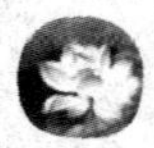 鳖甲蒜汤治肝病臌胀

◎ 大蒜 30 克，鳖甲 50 克，2 料放入锅中水煮，每日 1 剂，分次服用，应淡食之，治疗肝硬化腹胀大如鼓。

 槟榔鳖蒜汤治肝病腹水

◎ 大蒜 30 克，槟榔 30 克，鳖 1 只。将老鳖宰杀去内脏，把大蒜槟榔同鳖炖汤。食肉喝汤，连服 5 次，可治愈肝腹水。

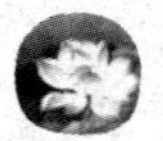 蒜煮花生大枣消肿去胀气

◎ 花生米 125 克，大枣 10 枚，大蒜 30 克。将花生米泡后，同大枣、蒜片同炒后加水煮至烂熟。每日一剂，分 3 次服用，适用于肝硬化脾虚食少，又能消水肿，缓解胁肋胀痛不舒。

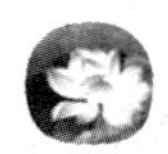 大蒜蒸馏液穴位注射治肝炎

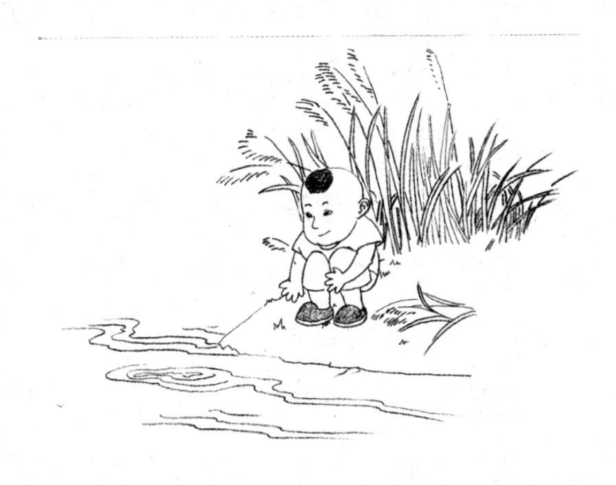

◎ 治疗黄疸型传染性肝炎，可用100%大蒜低压蒸馏液作穴位注射，取穴依次为：肝俞、脾俞、足三里、天枢、气海、关元、中脘、下脘、大肠俞、小肠俞等。每天注射1次，按病情轻重，每次取4～8穴，每穴注射1.0～1.5毫升，每天总量为5～10毫升。治疗50例，黄疸在4天以内消失者21例，1周内消失者12例，2周内消失者9例，最晚的至第7周消失。主要症状消失时间，最短者2天，最长者24天，以1周内消失者最多。一般治疗2天后食欲即见明显增加。肝肿大的消失最快者4天，最长者38天。少数伴有腹水的患者，腹水消失日期为12～14天。肝功能的恢复较慢。

按：根据中医经络理论，家庭中可用蒜捣成泥状外敷上述穴位，每次选3～4个穴位。腧穴定位法如下。

①肝俞：在背部，当第9胸椎棘突下，旁开1.5寸（2指宽）处。

②脾俞：在背部，当第11胸椎棘突下，旁开1.5寸（2指宽）处。

③足三里：足三里穴在外膝眼下3寸，距胫骨前嵴1横指，当胫骨前肌上。取穴时，由外膝眼向下量4横指，在腓骨与胫骨之间，由胫骨旁量1横指，

该处即是。

④天枢：在腹中部，距脐中2寸。取穴时，可采用仰卧的姿势，天枢穴位于人体中腹部，肚脐向左右三指宽处。

⑤气海：位于下腹部，前正中线上，当脐中下1.5寸（2横指）处。

⑥关元：在下腹部，前正中线上，当脐中下3寸（4横指）处。

⑦中脘：位于人体的上腹部，前正中线上。具体取法如下：胸骨下端和肚脐连接线中点即为此穴。

⑧下脘：在上腹部，前正中线上，当脐中上2寸。

⑨大肠俞：在腰部，当第4腰椎棘突下，旁开1.5寸。

⑩小肠俞：位于骶部，当第一骶椎左右二指宽处，与第一骶后孔齐平。

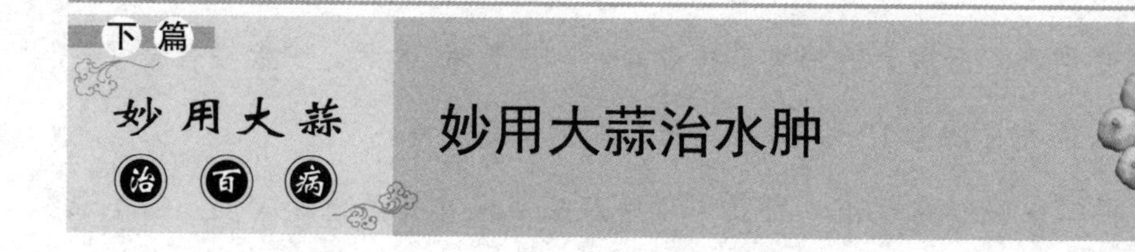

妙用大蒜治水肿

水肿，是指体内水液潴留，泛溢肌肤引起头面、眼睑、四肢、腹背，甚至全身水肿而言。中医学认为，水肿是全身气化功能障碍的一种表现，与肺、脾、肾、三焦各脏腑密切相关。依据症状表现不同而分为阳水、阴水两类，常见于肾炎、肺心病、肝硬化、营养障碍及内分泌失调等疾病。中医学称水肿为“水气”，亦称为“浮肿”。

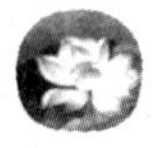 大蒜美食，补虚消肿

◎ 大蒜老鳖汤

大蒜200克，鳖肉500克，大蒜同宰好洗净的老鳖同炖，加适量白糖、白酒、姜葱慢火细炖，分剂喝汤，每日两次，此方补虚降热，主治肝肾阴虚，慢性肾炎，轻度水肿等症。

◎ 大蒜蒸鲤鱼

鲤鱼一条，大蒜50克，皂矾1.5克，松罗茶9克。将鲤鱼去鳞去鳃去内脏，把大蒜、皂矾、松罗茶装入鱼腹，上锅蒸至鱼肉熟烂。趁热将鱼肉、大蒜、茶一同吃下。此方健脾益气，利水消肿，治全身水肿。

◎ 大蒜煨鲫鱼，食疗补肾虚

鲫鱼1尾，去鳞去鳃去内脏，洗净；腹内塞入大蒜10瓣，用荷叶包好，放在谷糠火上煨熟食用，有强身补虚，治疗肾炎水肿之功效。

◎ 野鸭大蒜汤

野鸭1只，开膛去毛洗净，膛内装满大蒜瓣熬汤用，日取肉食之，2日1次，数次见效，治疗肾病性水肿。

◎ 大蒜烧鸭

鸭1500克，大蒜（白皮）50克。做法：将鸭宰杀，去毛及内脏，用清水洗净备用；大蒜去皮洗净，装入鸭腹内，扎好口，放入锅内加水适量烧熟即可，

用于营养不良性水肿。

◎ **蒜炖乌鱼**

取大蒜90克，乌鱼200克。首先把大蒜去衣；鱼去内脏洗净，加水适量，隔水炖至鱼烂熟后服（不要放盐）。本方有健脾、行气、利水、消肿的功效，可用于治疗营养不良性水肿、肝硬化水肿及慢性肾炎水肿等。

◎ **黑豆大蒜红糖羹**

黑豆100克，大蒜、红糖各30克。制作：将砂锅放旺火上，加水1000毫升煮沸后，倒入黑豆（洗净）、大蒜（切片）、红糖，用文火煮至黑豆熟即可。用法：每日2次。一般用5～7次有效。功效：健脾益胃。适用于肾虚型妊娠水肿。

大蒜花生焖禾虫治脚气水肿

◎ 每次用大蒜50克，花生米100克，禾虫250～300克。先把禾虫洗净放瓦锅内，然后往禾虫上撒少许盐，再等片刻，禾虫就会肚破肠穿，把体内的浆汁全爆出来。这时再添加大蒜、花生米和水适量，用文火慢煎焖熟便可吃。功效：滋补，养颜，强身，补脾利湿。适用于营养不良性水肿、脚气病全身水肿（梁剑辉《饮食疗法》）。

按：花生治水肿、脚气病有效，《现代实用中药》说它“治脚气”；《稗史》用大蒜“治水气肿满”，《食疗本草》用大蒜“治臌胀”。禾虫：是沙蚕科动物疣吻沙蚕的全体，栖于沿海、河口或稻田中，分布于广东、福建、

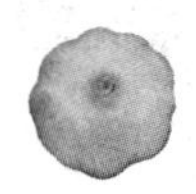

上海等地。性味甘、温，是一种高蛋白、营养丰富的食品。功能:补脾暖胃，去湿气。《本草求原》说它:“暖胃补气”;《本草纲目拾遗》记载它“补脾胃，生血，行湿，利小便”，“闽人蒸蛋食，或作膏食，饷客为馐，云食之补脾健胃。”因此本方又适宜于体虚气血不足者常食。

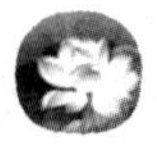 大蒜复方治脚气水肿

◎ 验方 1

花生米（不去红衣）90 克，赤小豆 60 克，红枣 60 克，大蒜 30 克。水煎，一日 2 次分食。此方治脚气病（脚气病为维生素 B_1 缺乏症，主要累及神经系统、心血管系统和水肿及浆液渗出）水肿，水肿常见于足踝部其后发展至膝、大腿至全身。

◎ 验方 2

大蒜 100 克，鸡爪 200 克，花生米 200 克。鸡爪洗净，花生米泡后同大蒜一起加入作料煮熟食用，对脚气、水肿有益。

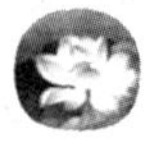 大蒜西瓜治水肿法

◎ 验方 1

取大蒜 80 克，西瓜 1 个（约 1500 ～ 2000 克）。用尖刀在西瓜上挖 1 个三角洞，将大蒜去皮后塞入洞内，再用挖出的瓜皮堵住洞口。洞口向上，隔

水蒸熟，趁热服大蒜和瓜瓤，可治肾炎水肿。

◎ 验方 2

大蒜 350 克，西瓜 1 个，砂仁 125 克。取一整个西瓜，从瓜蒂 10 厘米处切 1 刀，挖出瓜瓤，把大蒜切片后同砂仁一起放入瓜皮中，再盖好，取大砂锅或罐装入西瓜，瓜瓤略加入白糖，隔水煮数小时后，次日开罐，将大蒜、砂仁、瓜皮捣碎食之，每日服 3 次，有利尿治急性肾炎之功效。

◎ 验方 3

取中等西瓜的 1/4，掏出瓜瓤（大约 1 碗）和 4 头剥去皮的蒜一起放在小盆内上锅蒸（煮）熟，等稍凉后服用，每日 1 次。熟吃西瓜大蒜能治老年水肿，至水肿消退为止。

大蒜蛤粉丸治水肿

◎ 大蒜 10 个，蛤粉 6 克。大蒜去皮捣烂如泥，入蛤粉为丸，如梧桐子大，每服 20 粒，饭前米汤送下，每日 3 次。此方除烦渴，利小便。《药性本草》说此方“治水气浮肿，利小便”，适宜于肾炎水肿虚证。

紫苏蒜根汤治水肿

◎ 紫苏梗 24 克，大蒜根 18 克，生姜皮 9 克，冬瓜皮 15 克，水煎服，适用于急慢性肾炎水肿（《湖南药物志》）。

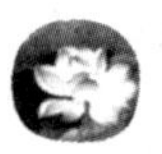 大蒜外敷方治水肿

◎ **验方 1**

大蒜、鲜土牛膝各 24 克。共捣如膏，敷于患者脐孔，盖以纱布，每天换药 1 次。治水肿实证。

◎ **验方 2**

大蒜 3 片，蝼蛄 6 个。共捣烂如泥贴脐中。方中蝼蛄能行瘀利水。《日华子本草》说它："治恶疮，水肿，头面肿"；《本草纲目》说它："利大小便，通石淋"，故本方可治小便不通及水肿。

◎ **验方 3**

大蒜、田螺、车前子等份。熬膏。摊贴脐中，水从便漩而下，数日即愈。《本草纲目》引仇远《稗史》载："象山民人患水肿，一卜者传此，用之有效。"

按：民间用法是将田螺 4 个、大蒜 5 瓣、车前子（研细末）10 克，共捣如泥，作饼敷脐，纱布垫覆盖，包扎固定，敷药 8 小时后去药，每日 1 次。此法可利尿，适用于各种原因引起的水肿。一般 3 次即可收效（《中国民间疗法》）。

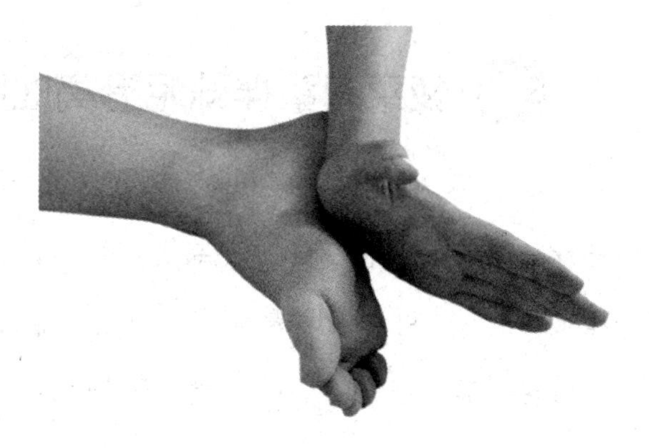

◎ **蓖麻蒜泥敷涌泉**

蓖麻籽 60 克，大蒜 30 克，捣成泥，用细纱布包好，压成饼

状，每天晚上敷在双足心涌泉穴，用胶布固定，晚敷上早晨去掉，7天为1个疗程，坚持可治疗慢性肾炎水肿。《本草纲目》载："蓖麻仁，气味颇近巴豆，亦能利人，故下水气。"

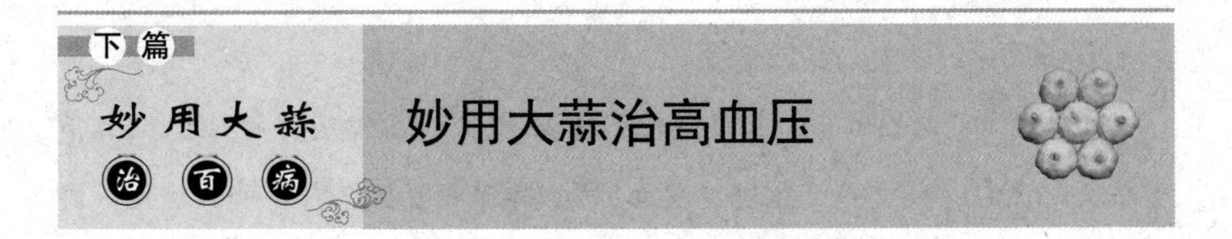

妙用大蒜治高血压

大蒜所含大蒜苷，有降压作用；大蒜含锗量很高（占754/100万），比人参含锗量高出1倍多，它具有降低血压、防止心血管疾病的作用，具有良好的抗氧化活性和对胃癌可能有一定的预防作用。国内外临床实践证实，大蒜确有降低血压的效果，且其降压效果持久而稳定。中等至严重程度的高血压患者，连续12周每日食用大蒜，血压就能降至正常水平。

菠菜海蜇拌蒜泥治高血压

◎大蒜30克，菠菜300克，海蜇100克，食醋、葱花、姜末各5克，盐3克，芝麻油6克，味精适量。大蒜去皮洗净，捣如泥，待用；菠菜洗净，切成5厘米长的段，用沸水焯透，沥干入盆；海蜇发透洗净，切丝，用开水烫后晾凉。将海蜇、蒜泥及其余各味一起加入到菠菜盘上，拌匀即可。每日1剂，分2

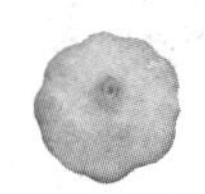

次佐餐食用。具有养血、化痰、降压等功效，适合于风痰上逆型高血压患者食用。

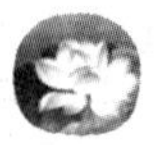 大蒜芹菜炒墨鱼治高血压

◎ 大蒜 30 克，芹菜、鲜墨鱼各 200 克，枸杞子 10 克，料酒、姜丝、葱花、酱油适量，盐少许，素油 30 毫升。大蒜去皮洗净，切片，待用；芹菜洗净，切成 5 厘米长的段；墨鱼洗净，切成 4 厘米长的段。热炒锅加入素油，烧至六成热时，加入蒜片、葱花、姜丝炒香，随即加入墨鱼条煸炒，并加入芹菜条、枸杞子翻炒均匀，加入酱油、盐、味精调味即成。每日 1 剂，分 2 次佐餐食用。具有滋阴养血、降压去脂等功效，适用于阴血虚型高血压等。

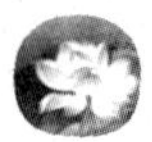 珍品海味大蒜治高血压

◎ 大蒜、鲍鱼、鱼翅、花椒各 30 克，淡菜 50 克，熟地黄 10 克，姜片 10 克，料酒 10 毫升，鸡汤 250 毫升，盐、味精各适量。大蒜去皮洗净，切片；鲍鱼、鱼翅发透后洗净，切成小块状；熟地黄水煎取汁，待用。鸡汤、熟地黄汁入锅，加入大蒜片及鲍鱼、鱼翅、花椒，先置武火上烧沸，再用文火炖 30 分钟，加入淡菜煮沸后，加入盐、味精调味即可。每日 1 剂，佐餐当汤食用。此方具有滋养补血、降压去脂等功效，适用于阴血虚型高血压等。

大蒜粥治高血压

◎ **大蒜枸杞糯米粥**

紫皮大蒜30克，枸杞子10克，糯米100克，红糖适量。大蒜去皮洗净、切碎，剁成糜糊状，待用；糯米、枸杞子淘洗干净，加水煮粥，粥将成时，加入蒜糜调匀煮沸，并加入红糖调味即成。每日1剂，分2次服食。此方具有滋阴补虚、行滞降压等功效，适用于各型高血压，尤其适用于阴虚型高血压患者。

◎ **大蒜小米粥**

紫皮大蒜50克，小米60克，猪油、盐各适量。紫皮大蒜去皮洗净，入沸水中煮1分钟捞出，待用；小米洗净，放入煮过大蒜后的水中煮粥，粥将成时，再加入蒜头煮熟，用盐、猪油调味即成。每日1剂，分2次服食。此方具有补虚抗痨、降压去脂等功效，适用于老年高血压、动脉硬化等。

大蒜片炒豆腐治高血压

◎ 取大蒜50克，豆腐4块，葱、姜丝、料酒、酱油、盐、味精、湿淀粉各适量，素油100克，麻油5克。将大蒜去皮洗净，切成片，待用；豆腐切成小块，晾干，放入七成热的素油锅中炸成黄色，捞出沥油，待用。锅留底油，用葱、姜丝炝锅，烹入料酒及酱油，加入清汤、蒜片、炸豆腐、盐及味精；用中火煨透，加入湿淀粉勾芡，淋入麻油即成。每日1剂，佐餐当汤分2次服用。此方具有补虚、行滞消积、补钙降压等功效，适用于各型高血压。

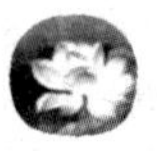 蒜蜜奶茶治高血压

◎ 蜜渍大蒜2个，酸牛奶100毫升，蜂蜜10毫升。将大蒜头掰开，切碎，与酸牛奶一起放入家用果汁机中，快速打匀，加入蜂蜜拌匀后即成。每日1～2剂，分1～2次服用。此方具有消积解毒、行滞降压、补钙去脂等功效，适用于各型高血压等。

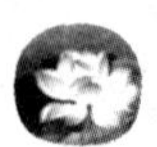 大蒜蒸西瓜治高血压

◎ 大蒜50克，西瓜1个（约1000克）。将西瓜洗净，挖一个三角形的洞，先放入去皮大蒜，再将挖下的瓜皮盖上，入盆中，隔水大火蒸30分钟即成。每日1剂，趁热分1～2次食用，吃蒜及瓜瓤。此方具有清热利尿、行滞降压等功效，适用于肝火上炎型高血压等。

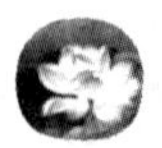 醋大蒜治高血压

◎ 醋熘大蒜

大蒜100克，米醋50克，素油、盐、味精各适量。大蒜去皮切片，与米醋一起，入熟素油锅，急火熘炒片刻，加盐、味精调味即可。每日或隔日1剂，分次佐餐食用。具有行滞、活血、降压等功效，适用于各型高血压等。

◎ 糖醋大蒜

大蒜500克，食醋100毫升，白糖200克，清水100毫升，食盐少许。制法：①将新鲜的大蒜掰成小瓣，弃去老皮，放入清水中浸泡24小时，每隔4～5小时换1次水，以减少大蒜的辛辣气味，随后捞出大蒜沥水晾干备用。②锅置火上，于砂锅中加入清水、食醋、白糖以及少许盐，烧沸后关火，晾凉成糖醋汁备用。③选能封口的大容器，用开水冲烫后，将容器倒置，沥干水分，随后往容器中加入蒜，将制好的糖醋汁倒入其中，加盖密封，30天左右即可启盖食用。用法：每天吃6瓣大蒜，并饮其糖醋汁20毫升，连服1个月。此方具有健脾开胃、降压去脂等功效，适用于顽固性高血压患者食用。专家们建议：高血压患者，可在每日早晨，空腹吃1～2头糖醋蒜，肯定会出现稳定的降压效果。大蒜所含有的活性成分，具有溶解体内瘀血的作用，可用于治疗高血压伴有的冠心病、冠状动脉血栓症等。

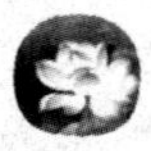 大蒜降血压小单方

◎ 绿豆大蒜汤

大蒜150克，绿豆100克，冰糖适量。大蒜、绿豆同煮，待绿豆煮至开花糜烂，加入冰糖即可食用，每日数次，疗程不限。

◎ 大蒜决明茶

大蒜（捣碎）30克，草决明15克，两味同煎煮水当茶饮，常服有降高血压效果。

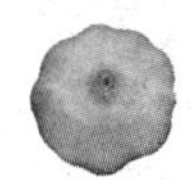

◎ 大蒜芹菜汤

大蒜10克，芹菜100克，葱头5克，荸荠5个。将以上各料加水煮汤，制成1碗的量。每日1次，有降血压作用。

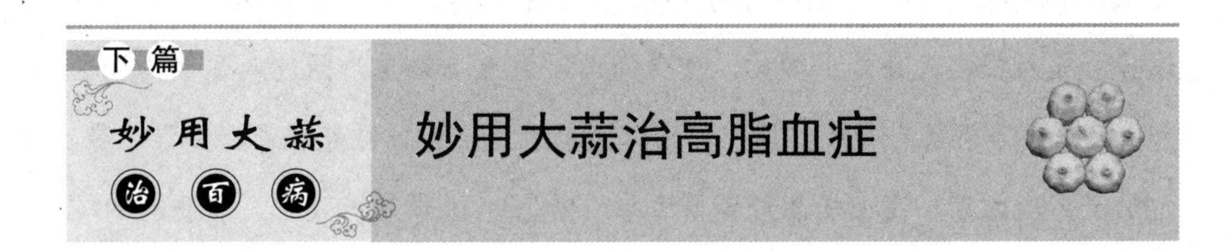

妙用大蒜治高脂血症

国外有人研究发现，新鲜大蒜能够大大降低血液中有害胆固醇的含量。大蒜粉剂制品可将胆固醇降低8%，而新鲜的大蒜或大蒜提取物，则可将胆固醇降低15%。国内有人在临床上观察到，每天吃3瓣大蒜，持续8周能使血中“坏胆固醇”浓度下降10%，3个月后血脂可降至正常。而且不论是生吃或熟吃，效果都不错。国内已有降脂的大蒜油胶囊、沙蒜软胶囊（含大蒜、沙棘、银杏）等问世。

大蒜粥化痰降血脂

◎ 取大蒜30克（紫皮尤佳），大米100克。制法：大蒜去皮，放入沸水中煮1分钟捞出，再将大米入大蒜水中煮粥，粥成入大蒜。此方化痰消脂，适用于高脂血症。

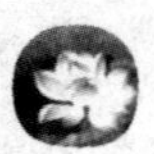 大蒜腐竹焖鳖补虚降血脂

◎ 甲鱼500克，腐竹60克，大蒜（白皮）90克，姜5克，大葱5克，盐3克。做法：先将鳖活焖致死，去肠杂，切块，用开水焯去血腥，捞起滤干水分；再将腐竹用清水浸软，切段；大蒜去根叶，洗净，切段；接着起油锅，下姜、葱爆香，放入鳖、大蒜炒至微黄，烹少许酒，放入汤适量，同放入瓦煲内焖至鳖肉熟透，下湿芡粉、葱花调匀即可，随量食用。此方滋养肝肾、健胃化滞，适用于高脂血症、高血压属肝肾阴亏者，亦可用于早期肝硬化、脂肪肝的辅助治疗。注意外感发热，脾虚气滞者不宜食用本品。

 大蒜木耳瘦肉汤通脉降血脂

◎ 瘦猪肉50克，大蒜瓣20克，猪尾菜6克，黑木耳10克，生姜10克，大枣5枚，精盐4克，味精2克。制法：将猪瘦肉切片，大蒜剥去皮，猪尾菜、黑木耳洗净，与生姜、大枣同入锅中，加水适量煮烂熟后，入盐、味精调味。服法：连汤食用，每日1次。此方活血通脉，降血脂降血压，适用于高血脂、高血压、动脉硬化、脑血栓、冠心病等血液循环系统疾病，可作为长期维持治疗的调养食方。

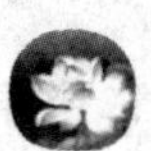 凉拌大蒜茄泥清痰热、降血脂

◎ 茄子2～3个（200克左右），大蒜头3瓣，姜末、酱油、香油、醋、

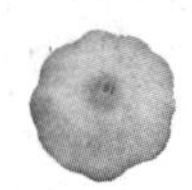

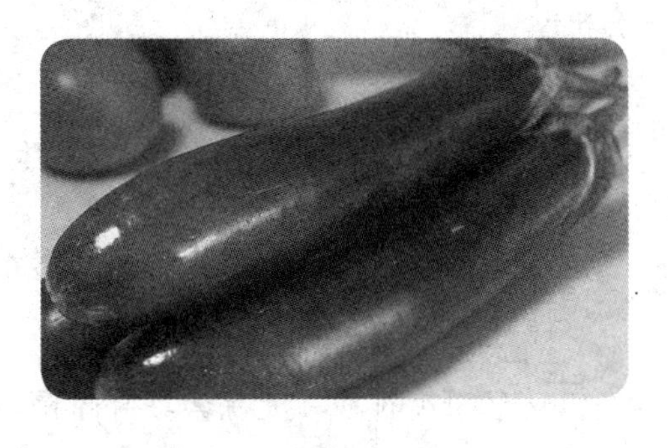

盐适量。制法：把茄子洗净切开蒸熟，搅碎为泥；然后用大蒜捣如泥，与姜末、酱油、香油、醋、盐，凉拌均匀即可。服法：佐餐食用，每日1次。此方清热和胃，化痰降脂，适用于痰热体质而血脂偏高者。

按：凉拌大蒜茄泥既好吃，又防病，是高血脂病人的最佳佐膳。这个组方中的茄子有清热化痰之功，又能保护血管。美国一家杂志著文《降胆固醇十二法》中，把食用茄子降低胆固醇列为十二法之首。一是大蒜含有蒜辣素，具有很强的杀菌作用，又能降血脂；二是姜末是健胃的良药；三是醋能软化血管，增进食欲，帮助消化，又能杀菌。所以，把它们搅拌为泥一起食用，不但风味佳，营养价值高，而且可开胃、能防病。

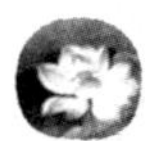

凉拌蒜黄瓜利湿降血脂

◎ 鲜嫩黄瓜2条，大蒜头4瓣，调料适量。用法：将黄瓜洗净，轻轻拍打致裂，切成小段，将蒜头拍打成碎块，共同加入调料拌匀食用。功效：清热利水，化浊降血脂。此方适用于高血脂而且肥胖的人食用。

此外，大蒜榨汁，单味饮服，或加奶油适量调匀后一起服下。也可用大蒜油制成胶丸，饭后服用，每次3粒，每日3次，1个月为1个疗程。晚餐食3瓣大蒜。

下篇 妙用大蒜治百病

妙用大蒜治糖尿病

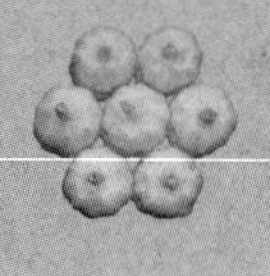

药理研究证明，大蒜素具有降血糖作用。大蒜提取物在降低血糖的同时，能够修复萎缩的胰岛细胞，减缓胰岛细胞的压力，最大限度地恢复胰岛自身调节血糖的能力，所以又称为保护性降糖。值得注意的是：应用大蒜降血糖时宜捣绞取汁服用或嚼食大蒜瓣。

大蒜沏咸茶降血糖

◎ 大蒜 60 克，茶叶 10 克，盐少许，大蒜砸成蒜泥，同茶叶加少许盐一起微火炒制 5 分钟后，开水沏饮用，可以降低血糖，同时对肠胃病也有益处。

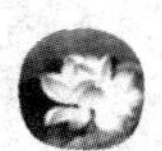

大蒜猪胰煎治糖尿病

◎ 大蒜 50 克，猪胰一具，天花粉、葛根各 30 克。将各料用砂锅煮汤，食大蒜、猪胰并饮汤，每日 1 剂。猪胰性味甘平，有益肺、补脾、润燥等功效。据研究，猪胰和人胰含有相似的化学成分，尽管加热处理后这种化学成分受到影响，但在治疗糖尿病中仍有疗效。对辅助治疗糖尿病大有益处。

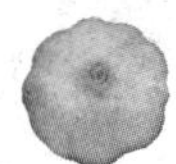

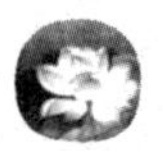

复方蒜头饮养阴降血糖

◎大蒜50克，苏叶10克，芹菜、胡椒草各10克，生菜、油菜各30克，小苹果1个，柠檬半个。将各料洗净用榨汁机榨出鲜汁饮用，有养阴扶正功效，对降低血糖有辅助作用。

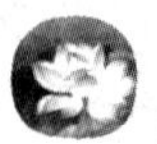

蒜泥白肉降血糖利水

◎取猪后臀肉200克，大蒜50克，酱油50毫升，红油10毫升，盐2克，冷汤50毫升，红糖10克，香料3克，味精1.0克。制法：猪肉洗净，入汤锅煮熟，再用原汤浸泡至温热，捞出沥干水分，片成长约10厘米、宽约5厘米的薄片装盘；大蒜捶茸，加盐、冷汤调成稀糊状，成蒜泥；上等酱油加红糖、香料在小火上熬制成浓稠状，加味精即成复制酱油。将蒜泥、酱油、红油兑成味汁淋在肉片上即成。服法：每日早晚食之。此方功能降糖、利水，适用于糖尿病肾病，水肿。

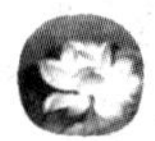

蒜头炖兔肉补虚降血糖

◎兔肉300克，大蒜头50克，生姜4片，葱结2个，黄酒25毫升，熟猪油50克，精盐3克。制法：兔肉切块，洗净；大蒜头去皮，洗净。取锅上旺火，先用油调滑一下锅，再换上猪油，放姜、蒜头、葱，煸炒起香；倒入兔肉，爆炒，烹入黄酒，待炒尽血水时，放入清水，烧沸后捞起。取砂锅，将兔肉、蒜头、生姜等一起倒入，放入清水，上旺火烧沸，盖锅，用小火焖炖，待兔肉酥烂后，揭盖，加精盐调味即成。每日早晚食之。此方降糖，去紫癜。适用于糖尿病，紫癜，血小板减少。

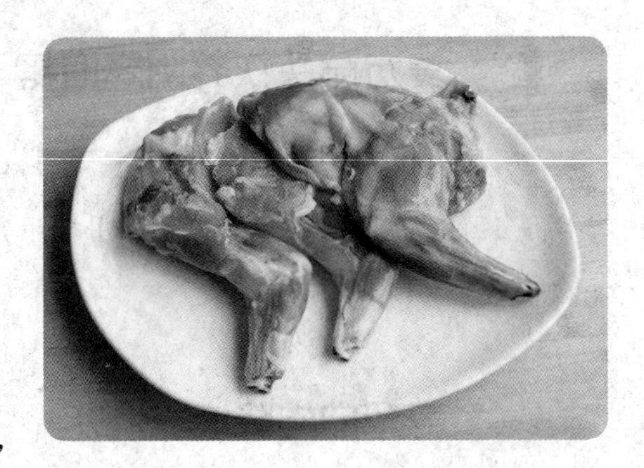

按：糖尿病属中医“消渴”范畴，病人大多为阴虚津亏之体质。《名医别录》说，兔肉：“主补中益气”；《千金·食治》言能“止渴”；《食物本草会纂》说，它能“补中益气……止渴健脾”；《海上集验方》以其治“消渴羸瘦，小便不禁”。因此，本方用于消渴之多饮、多食、多尿及形体消瘦有补虚良效。

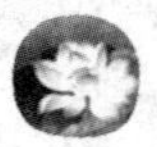 大蒜绿茶饮治糖尿病

◎ 独头蒜1个，绿茶30克。独头蒜剥皮洗净，与茶叶一起入锅，加水3碗，煮沸20分钟即可。饮汤吃大蒜（也可不吃），每日1剂。此方降血糖，降血脂，而且能治痢降火，除烦止渴，适用于糖尿病，糖尿病伴腹泻。

 蒜豉酒防治糖尿病足

◎ 蒜（拍碎）400克，桃仁（去皮尖炒研）、豆豉（炒香）各250克，好

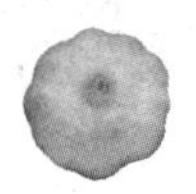

酒2000毫升。制法：将上药用白纱布包好，入净器中，以酒浸之，密封，春夏季3日，秋冬季7日后可开取。用法：初服10毫升，渐加至20毫升，随量饮之，每日3～4次，常令有酒气。如酒尽，更添入酒1500毫升，加花椒30克。本方降血糖，活血舒筋，散风祛寒，适用于防治糖尿病足，糖尿病患者肢、趾（指）端麻木，血脉不和；或初感腿足软弱无力。

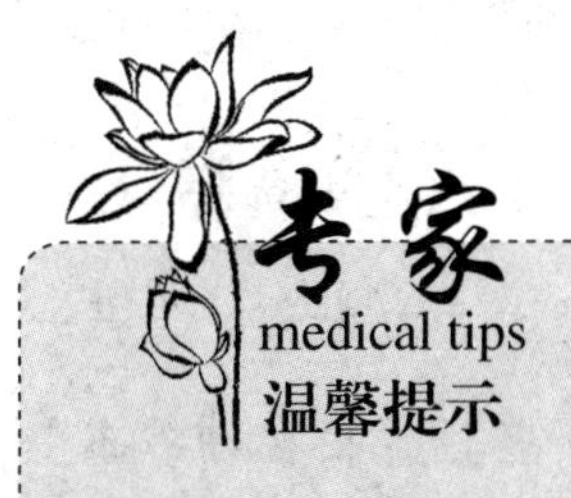

糖尿病患者的日常保健

糖尿病患者在食用大蒜时，应与含维生素B_1多的食物如黄豆、花生等同食，这样可加强糖类代谢，促进葡萄糖吸收及利用；大蒜与含维生素B_6的食物鱼类、瘦肉等同食，有助于活化胰脏功能，帮助胰脏分泌胰岛素；大蒜与富含维生素C的蔬菜如西兰花等一起食用，降血糖作用明显。由于大蒜对胃黏膜有一定刺激作用，专家建议每天食用2～3瓣大蒜，并将大蒜捣碎放置10～15分钟后再直接食用（煮熟后可破坏有效成分），这样可使大蒜中的蒜酶更好地合成蒜素。

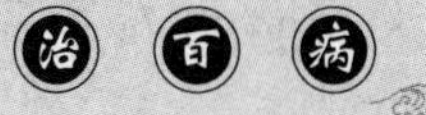

妙用大蒜治外科病证

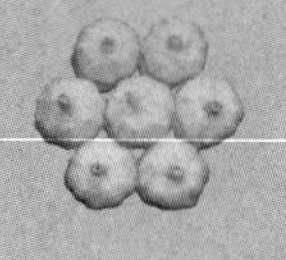

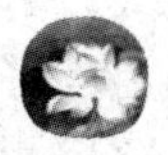

治急性阑尾炎

◎ 验方 1

取生大蒜 120 克，芒硝 30 ～ 60 克，共捣烂如泥，另取生大黄粉 1 ～ 2 两用醋调成糊状备用。治疗时以右下腹压痛明显处或麦氏点为中心，先盖一层直径大于 10 厘米的细纱布以保护皮肤，然后将大蒜、芒硝泥摊在细纱布上（约 10 厘米 ×8 厘米或 12 厘米 ×12 厘米大，厚 2 ～ 3 厘米），敷于其上，上面再盖一层细纱布，使上下两层细纱布粘住，再覆盖纱布垫一块，以胶布或腹带固定。2 小时后去药，用食醋洗净皮肤，改敷大黄醋糊剂，覆盖纱布垫如前，8 ～ 10 小时后揭去大黄醋糊剂。敷后 24 小时如不见效，可重敷 1 ～ 2 次。

按：经治急性阑尾炎 200 余例，有效率在 90% 以上，复发率在 10% 左右。本法对急性单纯性阑尾炎、早期蜂窝织炎性阑尾炎，效果较显著；对阑尾脓肿和老年体弱不能耐受手术者也可应用；对坏疽性阑尾炎效果差。在外敷大蒜泥的同时，如再配合中药内服，则效果更好。此外，大蒜合剂外敷又曾用于肺炎、盆腔炎、软组织脓肿、肝硬化伴腹水感染等疾病，能加速炎症吸收、减轻患处疼痛；在治疗急性肾功能衰竭尿闭和肾绞痛、尿路小结石的病例中，

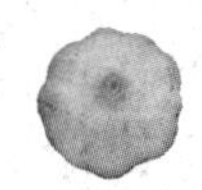

也能取得一定成效。但上述疾病在外敷大蒜合剂的同时，应配合其他治疗措施，如对肺炎、盆腔炎，可加用中药银黄、四季青注射液或抗生素，肾绞痛可并用阿托品，急性尿闭用甘露醇静脉滴注等。

◎ 验方 2

以芒硝 30 克、大黄粉 30 克、生大蒜 1 头（去外皮），共捣为泥，外敷右下腹疼痛处即可收效。一般是晚上睡觉前敷上，第二天早上去掉。如果药料干了，可用醋湿润。疗程可灵活掌握，3 ～ 5 天都可，视具体情况而定。敷药的部位除上述者外，也可以选择脚部的阑尾穴（足三里穴直下 2 寸。膝膑以下约五寸，胫骨前嵴外侧一横指处）或腿部的足三里。敷药后覆盖固定用风湿膏或一般胶布都可。如果出现皮肤灼热瘙痒，说明已引发皮肤过敏，当立即去掉，并注意抗感染治疗。抗感染可外涂抗菌消炎药水，如龙胆紫等。如已起疱，疱大者宜用消毒针刺破放水，再涂抗菌消炎药水，并用消毒纱布覆盖。

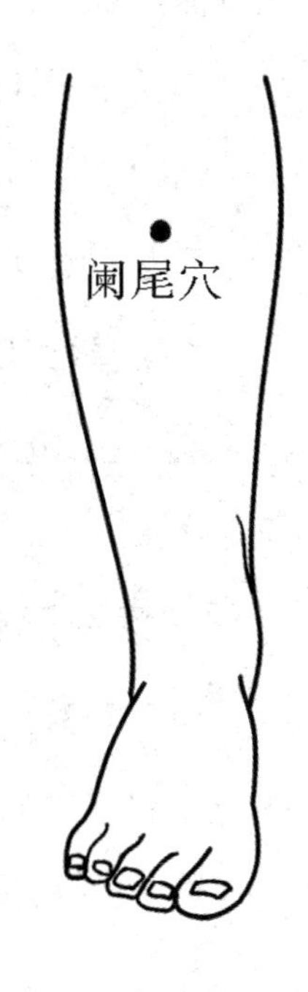

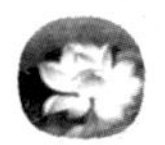 治痈疖及丹毒

◎ 验方 1

用隔蒜灸法选独头大蒜切成薄片，置于痈疖中心部，再用干艾叶搓成条形，外以纸裹，点燃置于蒜片上，在灸的过程中若有严重的灼痛感，可移动蒜片，

以患者能忍耐为度，如此反复数次，每次换1蒜片，往往灸1次即可愈。

◎ 验方2

用独头蒜3～4枚，捣烂，入麻油和研，厚贴肿处，干则换药，可治一切肿毒（《食物本草会纂》）。

◎ 治丹毒与痈疖

大蒜50克，鸡蛋清2个，红小豆面。将大蒜捣烂成蒜泥，加入鸡蛋清和红小豆面调成糊，涂敷在患处可消肿治疮疖和丹毒症。

◎ 治背疽漫肿无头

用大蒜10瓣，淡豉半合，乳香3克许。研烂，置疮上，铺艾灸之，痛者灸令不痛，不痛者灸之令痛（《外科精要》）。

◎ 疔肿恶毒

用门臼灰一撮罗细，以独蒜或新蒜薹染灰擦疮口，候疮自然出少汁，再擦，少顷肿即消散也。虽发背痈肿，亦可擦之（《肘后方》）。

◎ 五色丹毒无常色，及发足踝者

捣蒜浓敷，干即易之（《肘后方》）。

治化脓性软组织感染

◎ 在感染部于局麻下切开或扩创后，用10%大蒜浸液（2/3）加入0.25%～0.5%普鲁卡因溶液（1/3）冲洗脓腔，再用蒜液纱布条充填，次日更换敷料。据临床观察，绝大多数病人经治疗1～2次后，脓腔与创面可完

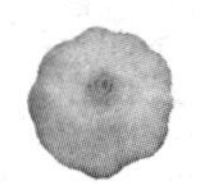

全清洁，无脓性分泌物，逐渐出现肉芽组织，再用油纱布条更换敷料 1 ～ 2 次，即可愈合。蒜液放置不宜过久，超过 6 日即失效。

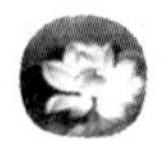 治颈淋巴结核

◎ 验方 1

大蒜 100 克，鸭蛋 2 个。2 味加水同煮，待鸭蛋熟后去壳再煮，饮汤食蛋。适用于颈淋巴结核，颌下肿块如串珠，俗称“老鼠疮”，中医称之为“瘰疬。”

◎ 验方 2

鲜紫皮大蒜、鲜生姜各半，用冷开水洗净，切片，混合入便于封盖的消毒容器中捣烂，加 95%酒精适量，搅拌使呈稀糊状，密封，置阴凉处浸渍 3 ～ 5 小时，以单层消毒纱布滤取汁，即可使用。若溃烂面分泌物多而臭秽，提示杂菌感染较严重，可加入少许呋喃西林粉末，混匀，使药液呈淡黄色。用法：先用生理盐水清洗疮面，将 2 层消毒纱布浸透药液，拧挤半干后平贴其上（覆盖面应稍大于疮面），外加消毒纱布棉垫，最后以胶布固定。开始每日换药 1 次，2 ～ 3 次后视疮面情况可隔 1 ～ 2 日换药（《中医杂志》1983 年 4 期）。

◎ 验方 3

治瘰疬结聚不散，硬如石，大蒜（捣烂）3 枚，麝香半钱匕（约 0.5 克）。上 2 味和匀，敷干帛上贴之，每日 2 易，旋捣最好[①]（《圣济总录》大蒜膏方）。

［注］①旋捣最好：随捣随用；捣烂后立即敷用为好。

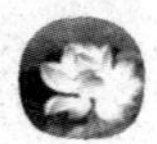 治乳腺炎

◎ 苍耳子蒜蛋

苍耳子仁7粒。大蒜2头，鸡蛋2个。苍耳子仁捣烂，大蒜砸成泥，与鸡蛋调匀入锅炒熟佐餐食用，治乳腺炎有良效。

◎ 验方

用已晒干的大蒜茎7棵水煎服，只要口渴就随时饮用，效果显著。

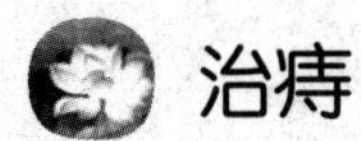 治痔

◎ 验方1

取大蒜数头，放在火上烤熟，捣碎，用消毒纱布包起来，局部热敷患处。大蒜有杀菌、消毒的作用，应用于痔疮可起到较好疗效。

◎ 验方2

取大蒜梗不拘量，阴干，以火盆置于微火上，将梗投入，再将火盆置于木桶中，让患者坐在上面熏。注意木桶四周用衣被塞住以免泄烟。

◎ 验方3

大蒜适量磨成汁。滴入5～10滴于盆内，再加500毫升的温水，浸洗肛门附近。

◎ 验方4

治内痔，肠风脏毒，下血不止，日久羸瘦：大蒜（研细）、淡豆豉、地榆

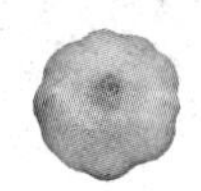

各等份。后2味为末，大蒜同研令匀，入炼蜜少许，捣令得所，丸如梧桐子大，每服30丸。煎椿树叶汤下，空腹服（《卫生家宝》如圣丸）。此方亦治出血性肠炎、痢疾。

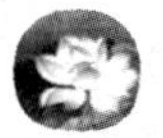 治肛门囊肿

◎ 选用紫头蒜，削去外皮放入肛门囊肿处（应解完大便），下次大便后再次放入大蒜2～3瓣，连续3天，囊肿即退，并无后遗症。

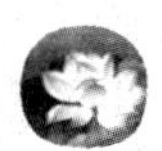 防治毒蛇咬伤

◎ 自制防蛇药

雄黄（有毒，使用时切忌用火烧）60克，大蒜一头，纱布一块。制作：将大蒜捣烂，雄黄碾成粉末，两样充分拌匀后，用纱布包住，扎成一小球状，以不出水为宜。用法：将雄黄大蒜球挂在腰间，若要更保险，制作两个球，分别绑在左右脚脖子上。这样，无论走到哪里，蛇族一概退避三舍。特点：效果显著，经久耐用，制作1次可用1个月。

◎ 蒜芷雄黄酒

大蒜50克，白芷20克，雄黄10克，用白酒750毫升浸泡，每次饮10～20毫升，每日3次。

◎ **雄黄蒜泥丸**

独头大蒜2瓣，雄黄粉10克，将大蒜去皮后与雄黄同捣烂和成丸。蛇咬伤时可用唾液或醋调敷在伤口四周。野外活动时，将此药丸装在袋中能防蛇咬，因为蛇嗅觉灵敏，喜腥味而恶芳香气味，身上带有芳香浓郁气味的药物可以驱蛇。

◎ **验方**

蛇咬伤后即时嚼蒜外敷，每日换药6～7次。同时以蒜100克去皮，以乳汁200毫升煮熟，空腹顿服，第2日再如法服（孟诜《食疗本草》）。

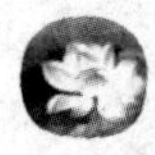 治小外伤

◎ **治小伤口**

如不慎划伤或擦伤，出现小伤口，又一时找不到药物，可用大蒜瓣的内衣（即蒜皮最内层的薄膜），贴在伤口上，可防止感染而愈。小溃疡经消毒后也可使用，但需每天换一次，直至愈合。

◎ **治化脓性伤口**

大蒜汁1份，冷开水3～4份，混合后冲洗伤口。如脓已控制，用1∶10的大蒜汁冲洗，可促进伤口愈合。

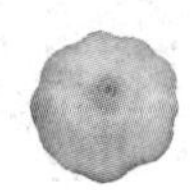

下篇 妙用大蒜治百病

妙用大蒜治男科杂证

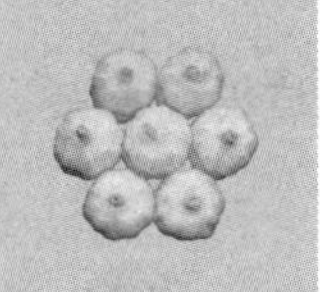

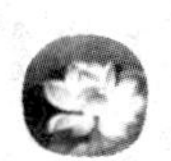 蒜子煎虾仁治阳痿

◎ 大蒜 100 克，虾仁 250 克，以炒锅入底油猛火煎炒大蒜和虾段，并放入调味，当菜肴享用，治阳痿早泄，精少不育。

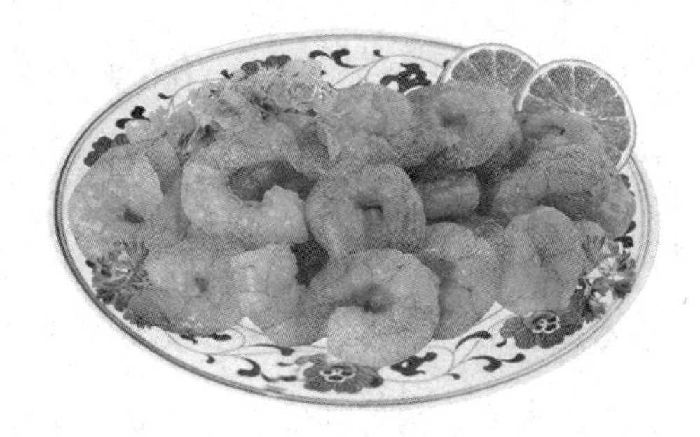

按：对于男性朋友而言，大蒜还有另一个绝妙好处——可以让精子数量明显增加。中医理论和临床都证明，大蒜作为阳性的药食同源食物，刺激雄性激素的效果毫无疑问。对于已确诊精子量偏少的男性来说，每天吃 1～2 瓣蒜，1 天只吃 1 次，吃上 2～3 个月，在医院就可以查出精子量有明显的升高。虾仁具有补肾、益精、壮阳的功效。治肾虚下寒、阳痿不起、遗精早泄、精液量少清冷及少精子症等有良效。

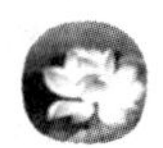 狗肉大蒜黑豆汤补肾壮阳

◎ 大蒜 50 克，黑豆 50 克，狗肉 500 克。狗肉切成块。黑豆用水浸泡后

同狗肉入锅慢炖，同时加入大蒜吃肉喝汤，每日2次，坚持服用，强身壮阳。适用于阳痿、早泄、精少不育者食用。

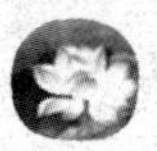

大蒜炖羊肉温肾壮阳

◎ 去皮大蒜50克，羊肉200克切块，加水用文火炖熟，加食盐调味食用。治肾虚阳痿、腰膝冷痛。

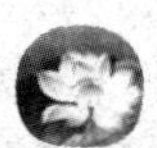

大蒜韭菜炒蚕蛹强肾益精

◎ 大蒜100克，韭菜100克，蚕蛹150克。将炒锅放入底油，先煸炒大蒜再放入蚕蛹，最后放入韭菜，加入调味佐餐食用，可治阳痿、早泄，强精固本。

按：大蒜可以使精子数量明显增加。韭菜配蚕蛹能益精助阳，而且含有丰富的蛋白质。《备急千金要方》说此方“益精气，强男子阳道，治泄精。”因此，本方是治疗男子性功能减退的美食良方。

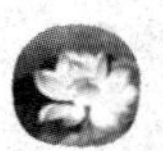

大蒜核桃炖猪肾益肾填精

◎ 大蒜、核桃仁各50克，猪肾一对。猪肾切丁，洗净过沸水焯一下，同大蒜核桃仁一起炖烂，吃猪肾、核桃仁，每日1次，坚持服用，强精补肾。

按：《日华子本草》说大蒜“宣通温补”；核桃仁补肾填精，主治下焦虚寒，肾气虚弱，小便频数，四肢无力，腰腿痛，筋骨痛，虚劳喘嗽，女子崩

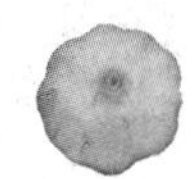

带。猪肾补肾，本方能益肾助阳，强腰益精。适用于肾精不足所致的阳痿早泄，精少不育，又治肾虚不固的遗精盗汗。

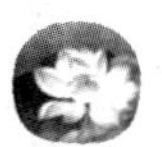

韭蒜炒鲜虾治疗阳痿

◎韭菜250克，鲜虾250克，大蒜20克，生姜3片，料酒10毫升，食盐1克，植物油15克。制法：将虾去肠去壳，洗净；韭菜择洗干净；大蒜去皮，切片。起锅，待油热后，爆香蒜片、姜片、葱，放入鲜虾炒熟。韭菜略炒，淋入料酒、食盐，与虾一起上碟即可。每日食用1次，同饮15毫升白酒，连续食用10日为1疗程。功效：补肾助阳。主治肾虚精亏、阳痿不举等症。

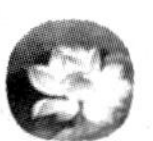

大蒜黄连液灌肠治前列腺炎

◎ 黄连素40毫升，大蒜汁40毫升，将2药合并对病人实行灌肠，每日1次，每次3～5分钟，12次为1个疗程，大蒜黄连素有较强的杀菌消炎作用，通过灌肠，药物直接导入前列腺病灶，有独特的治疗之效。

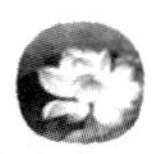

大蒜栀子泥外敷治前列腺增生

◎ 验方1

独头蒜1个，栀子3枚，盐少许，捣烂，摊纸贴脐部，良久小便可通（《民间治病绝招大全》）。

◎ 验方 2

大蒜头 3 瓣，生山栀 3 枚，净芒硝 3 克。先将山栀研成粉，次加大蒜同捣烂如泥状，再将芒硝加入研匀。用法：将药泥涂于患者脐孔，外以胶布 1 块贴紧，待小便解下即去掉。此方适用于前列腺肥大尿潴留不下（《中草药外治验方选》）。

◎ 验方 3

大蒜 2 个，朴硝适量，打烂，外敷脐心，日换 2 次，每次敷 3 ～ 4 小时取去，隔 2 ～ 4 小时再敷。

按：前列腺增生（肥大）易阻塞尿道，引起癃闭（尿潴留），大蒜外敷治疗往往能获速效。

下篇 妙用大蒜治百病

妙用大蒜治妇科病症

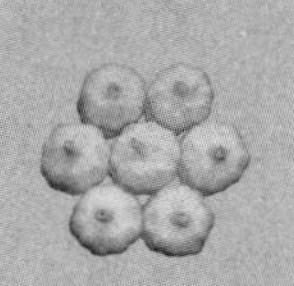

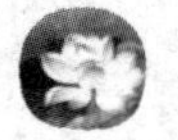

治痛经

◎ 大蒜玄参水治痛经

大蒜 60 克，玄参、生地黄、当归、白芷、赤芍各 40 克，肉桂 30 克。将上药加清水 2000 毫升，煎至水剩 1500 毫升时，澄出药液，倒入脚盆中，

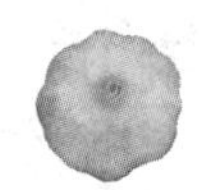

先熏蒸，待温度适宜时泡洗双脚，每晚临睡前泡洗1次，每次40分钟，月经前10天开始泡脚，直至月经干净止。此方清热凉血，逐瘀止痛，适用于血热挟瘀型痛经，症见经期腹痛、下血鲜红、血块红紫、疼痛拒按、刺痛难忍等。

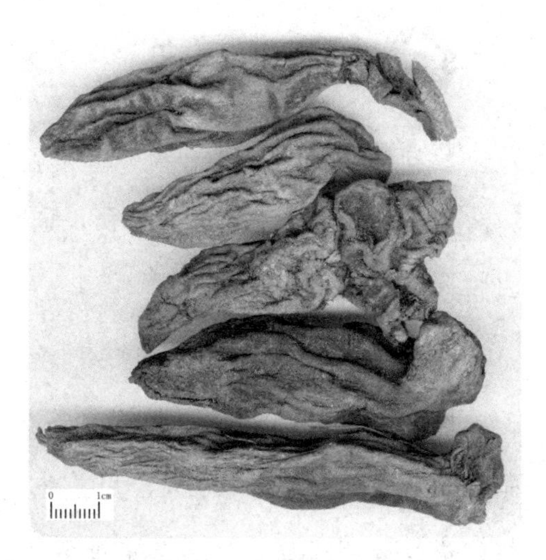

◎ 蒜汁塞耳奇效方

以大蒜泥取汁，用棉球蘸蒜汁后塞入耳孔中，可立刻见效。此方适用于痛经痛势剧烈者（《中药外用治百病》）。

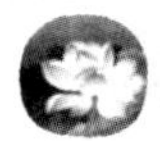 治闭经

◎ 大蒜当归鸡蛋汤

大蒜10克，当归9克，鸡蛋2个。将大蒜、当归加水3碗，与鸡蛋一起煮熟，鸡蛋熟后去壳，用针刺10多个孔，再煮片刻即成。用法：食蛋饮汤，每日2次。适用于治疗血虚气滞型闭经。

◎ 大蒜橘皮红糖饮

大蒜30克，鲜橘皮10克，红糖20克。用法：水煎分服，每日1剂，连服3～5剂。此方适用于气滞血瘀型闭经，症见月经数月不行，烦躁易怒，胸胁胀满，少腹胀痛拒按，舌边紫暗，或有瘀点，脉沉弦或沉涩。

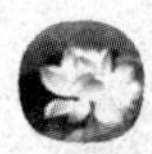

治外阴瘙痒

◎ 验方 1

大蒜 100 克，水煎熏洗外阴，每日 1 ～ 2 次。适用于外阴瘙痒湿热型（滴虫性阴道炎）。

◎ 验方 2

陈大蒜 9 克，山苦参、蛇床子各 6 克，白糖 5 克，焙干研末，装胶囊塞阴道，每晚 2 粒，连用 5 ～ 10 天，用前先用葱白 8 ～ 10 根煎汤坐浴。适用于滴虫性阴道炎外阴瘙痒，带下色黄量多（《全国中草药资料选编》1972：339）。

◎ 治阴汗湿痒

大蒜不拘多少煨熟，剥去皮，烂研，同豆豉末搜和丸，如梧子大，朱砂为衣。每服 30 丸，空心服，枣子、灯草汤下（《世医得效方》大蒜丸）。

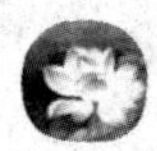

治阴道炎

◎ 大蒜鲤鱼

鲤鱼 1 条去内脏、洗净，放大蒜 50 克，同煮食。功能消炎利湿，用于阴道炎，带下频频。

◎ 大蒜苦参百部汤

大蒜 10 瓣，苦参、百部各 15 克，加水同煎，去渣取汁，加入白糖适量调服，每日 2 次，连服 3 ～ 7 天为 1 个疗程。有除湿解毒杀虫功效，主治证属湿热

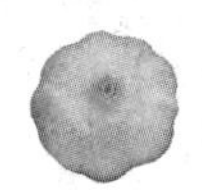

蕴结念珠菌性阴道炎。

按：经常食用蒜类的女性不容易患上真菌性阴道炎。因为大蒜中富含蒜素、大蒜辣素等物质，它们是含硫的天然杀菌物质，具有强烈的杀菌作用，可抑制白色念珠菌在阴道内的过度生长和繁殖。

◎ 验方 1

患阴道滴虫病，痒得难受，用大蒜治疗效佳。方法：鲜紫皮蒜 4 瓣，去皮切成片，加 300 毫升水煎开，趁热有气时熏外阴部，再用药棉蘸洗外阴部直至水凉，每日至少熏洗 2 次，7 天 1 个疗程，1 个疗程后病症减轻，继续熏洗可以治好此病。

◎ 验方 2

洗净外阴，从被压扁的大蒜瓣上取下用有汁液流出的那面涂擦外阴，也可以贴在外阴处，时间以不觉灼热为宜，估计 3 ～ 5 分钟即可，时间长了容易灼伤外阴。

◎ 验方 3

每天将一颗蒜头放入阴道，蒜头部分切开，1 ～ 2 天换 1 次。经治疗的病例，3 个月之后所有阴道方面的炎症都会消除，对真菌性阴道炎效果显著。有盆腔炎或附件炎的女性，如果每月月经之后腹痛很厉害，使用此方法，也会发现每月月经之后腹痛减轻，7 ～ 8 个月后腹痛会消失。

◎ 验方 4

治疗阿米巴原虫性阴道炎：用鲜紫皮大蒜 3 ～ 4 瓣，放在消毒钵中，加生理盐水 1～2 毫升，研成泥糊状备用。阴道用 1：5000 高锰酸钾溶液灌洗清洁后拭干。尿道口涂上消毒甘油。使用阴道窥器，将蒜泥先填塞于阴道穹窿、子宫颈然后到阴道壁，15分钟后除去所有大蒜泥。4 例患者经 1～6 次治疗，阴道分泌物的阿米巴原虫即转为阴性，治疗 7～10 天后，溃疡黏膜即光滑愈合。

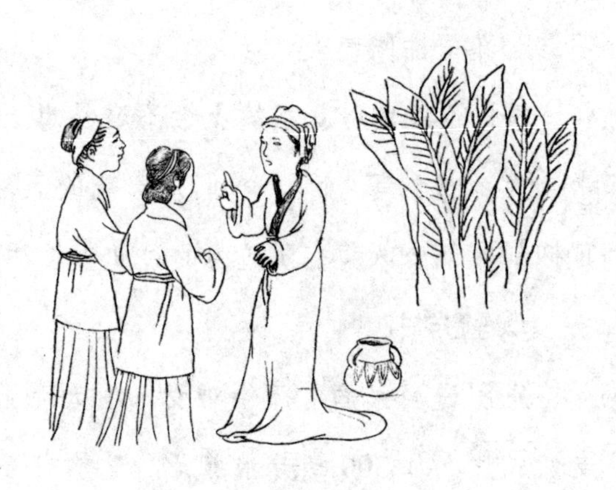

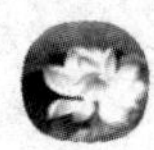

治妊娠呕吐

◎ 验方 1

大蒜头 2 个，烧熟，用开水冲蜂蜜送服，治妊娠呕吐。

◎ 验方 2

取 500 克大蒜捣烂，放在炒黄的 250 克食盐中，以 2500 毫升开水兑匀，每次服用 5～8 克，每天 4 次。可治妊娠剧烈呕吐、脱水。

治妊娠水肿

◎ 牛肉大蒜

大蒜 25 克，牛肉 250 克，赤小豆 200 克，花生仁 150 克，红辣椒（干

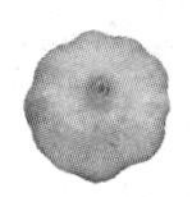

品）3个。先将牛肉洗净，切块，与余药放瓦锅内，加水适量，煲至牛肉极烂。空腹温服。分2次服完。连服3～5天。此方温补脾肾，通阳利水，适用于重度妊娠水肿。

◎ 花生红枣大蒜汤

大蒜30克，花生60克，大枣10枚。将花生洗净去衣；大枣洗净去核。大蒜切薄片，入油锅煸炒几下后放入花生、大枣，加水1000毫升一起煮，待花生烂熟后，即可食之。每天1剂，分2～3次服用，7天为1个疗程。此方益气和胃，健脾消肿，适用于妊娠水肿脾虚食少者。

◎ 赤豆鲤鱼大蒜汤

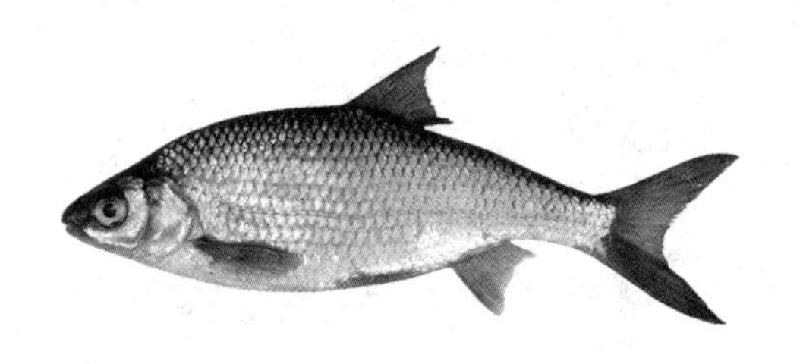

赤豆200克，鲤鱼约400克，大蒜1头，砂仁3克，陈皮10克。将鱼开膛去内脏、鳞，洗净；大蒜剥皮，加入余2味和水共煮。吃鱼饮汤，每日3次。功效：健脾祛湿，利水消肿。适用于妊娠水肿食少，腹胀，喜呕者。

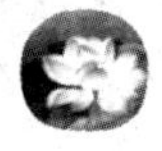 治崩漏

◎ 验方

大蒜适量。捣烂成泥膏状。用法：贴敷于患者的双侧涌泉穴。用于崩漏，功能性子宫出血，阴道下血不止（《江西中医药》1990年第2期）。

◎ 旱莲大蒜膏

大蒜50克，鲜旱莲草、鲜小蓟各6棵，百草霜15克。将各料捣烂成泥调成膏状。取膏敷肚脐和涌泉穴，外加纱布包好，每日换贴3次。既治崩漏，又可治吐血、鼻衄、便血。

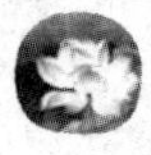 治产后风

◎ 产后中风，角弓反张，不语

用大蒜30瓣，以水300毫升，煮取100毫升，频频灌服，可促使病人醒苏（张杰《子母秘录》）。

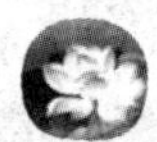 治子宫肌瘤

◎ 大蒜瓣15克，荭蓼子15克，净芒硝15克，活黄鳝1条。先将活黄鳝尾尖剪断，沥取其鲜血于杯内；然后将前3种药物捣烂如泥状备用。用法：用羊毛毫蘸黄鳝血，在患者少腹部按之有包块处，按包块之大小画一圈，等黄鳝血干后，旋将所捣之药泥涂敷于圈中，外加纱布覆盖，胶布固定，待皮肤发痒时则去掉。每日或隔日换药1次，

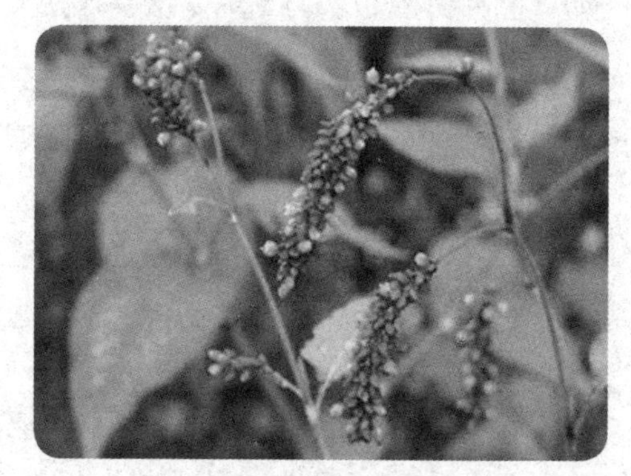

◇ 水红花子

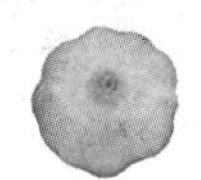

直到包块消失为止（《中草药外治验方选》）。

按：荭蓼子，又名水红花子。为双子叶植物药蓼科植物荭蓼、酸模叶蓼或柳叶蓼的果实。功能消瘀破积，健脾利湿。熬膏或捣烂敷可治胁腹癥积，水臌，瘰疬等。

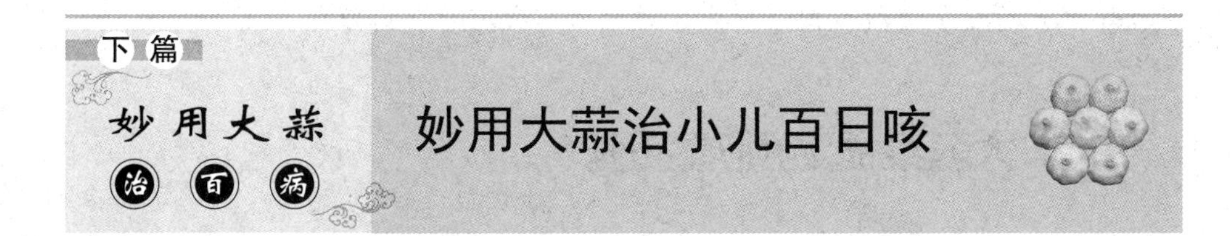

妙用大蒜治小儿百日咳

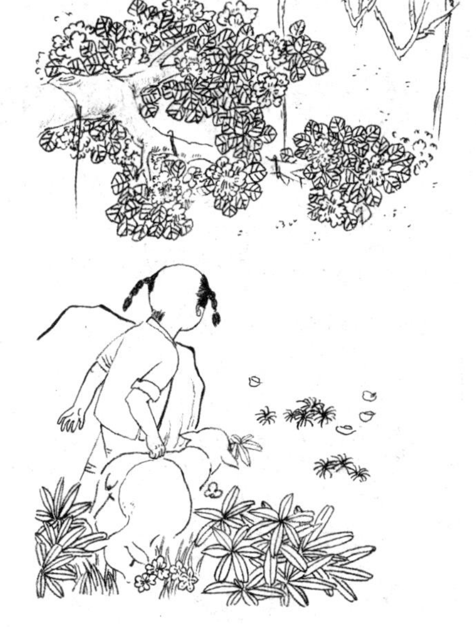

百日咳是小儿常见的一种急性呼吸道传染病，1－6岁的儿童最为多见。本病属中医学“顿咳”、“疫咳”、“天哮呛”的范畴，俗称“鸬鹚咳嗽”。百日咳的特征是阵发性痉挛性咳嗽，咳后有特殊的吸气性吼声，即鸡鸣样的回声，最后倾吐出痰沫，方可稍事停息。因主要症状就是咳嗽，且缠绵日久，病程长者，可持续2～3个月以上，故名“百日咳”。

报载，英国有个叫李黛的医生，15年

来用大蒜泥敷足心治疗儿童百日咳，从来没有不见效的。她的方法是：大蒜剥皮捣烂，均匀铺大蒜泥于一薄布上，厚约 6 毫米，上面再盖一层薄布。病人足底先涂抹猪油或凡士林，然后用蒜泥敷双脚足底。临睡时敷上，翌晨除去。足心必须先涂猪油之类的保护剂，否则脚底会起疱。如果足底没有起疱或痛楚，继续连敷数晚，或隔夜敷 1 次。在敷治之后，可以嗅到患者的呼吸有大蒜气味。此法不只对百日咳有效，对任何夜间顽固性咳嗽亦有良好疗效。

大蒜菜根汤预防百日咳

◎ 在百日咳流行期间，可取独蒜 2 个、白菜根 30 克、白糖 60 克，煎汤当茶饮，有助于预防。

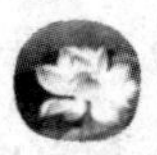

大蒜炖豆腐治百日咳

◎ 生蒜头 5 只，白豆腐 5 块或炸豆腐 60 克。用法：先将蒜头捣烂，再用菜油炸好的豆腐与之混合，加 1 小碗水，放锅中隔水炖 1 小时，将这些蒜头、豆腐及水吃下，连服 2 天。

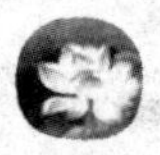

大蒜糖液治百日咳

◎ 验方 1

以紫皮大蒜制成 50% 糖浆，每次 5 ～ 10 毫升，5 岁以上可加量，7 天为

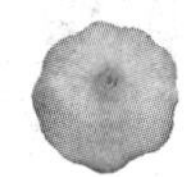

1个疗程。

◎ 验方2

独头蒜60克、冰糖30克、甘草15克，先将蒜捣取汁，甘草研末，然后同放入砂锅内加冰糖，加水煎沸，每日1剂，分3次服。

◎ 验方3

大蒜10克，打成蒜泥，加入白糖开水50毫升，搅拌，澄清后取上清液内服，每次1～2匙，每日3次。

◎ 验方4

大蒜头30克，去皮，捣烂如泥，加白糖20克和开水500毫升，搅拌澄清。取澄清液服，每日3次，每次2匙;3－6岁，每次1匙;3岁以下，每次半匙。

◎ 验方5

取2只独头蒜切片，用开水冲泡后放置12小时，加糖或冰糖隔水蒸至微温喝下，每日1剂，分3次服，连服数天，能治百日咳。

以上验方具有止咳解毒的功效，适用于百日咳痉咳期。

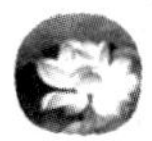 全蝎大蒜粥治百日咳

◎ 全蝎1条（焙干为末），大蒜10克，大米30克，白糖适量。制作：将大蒜去皮捣烂，大米煮粥，粥将熟时，兑入大蒜汁、全蝎细末及白糖，稍煮即成。每日服2～3次，温服。此方抗菌消炎，解痉镇咳，适用于百日咳痉咳期。

大蒜配中药治百日咳

◎ 大蒜百部车前子饮

百部 9 克，车前子 12 克，大蒜头 15 克。水煎服。

◎ 大蒜百部马兜铃饮

百部、马兜铃各 6 克，大蒜头 3 瓣。上药放碗内，加适量水，蒸汁，去渣分 2 次服。

◎ 大蒜百部蜜

大蒜适量、百部 9 克、白蜜 9 克。用法：大蒜用量 1 岁以内为 120 克，2 — 3 岁为 180 克，与百部煎水半碗，加白蜜和服。

◎ 大蒜桔梗散

大蒜头 12 克、桔梗 6 克。用法：二味同打烂，晒干研细末，每日开水吞服 3 克。

◎ 大蒜天竺饮

大蒜头 10 个、南天竺 9 克。大蒜头捣汁备用。取南天竺煎出液，兑入蒜汁，加适量白糖约 50 克溶化服下，每日 3 次，连服 7 天。

◎ 蛇不过大蒜煎

蛇不过 12 ～ 24 克（鲜品 20 ～ 45 克），大蒜 7 ～ 15 克，冰糖适量（冲服）。用法：水煎服，每日 1 剂。主治：百日咳。中药材蛇不过又称作“扛板归”。杠板归为民间治疗百日咳的常用特效药，味酸、苦，性平；归肺、小肠经。

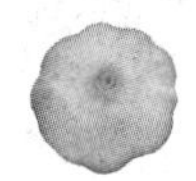

有清热、宣肺、祛痰之功效。

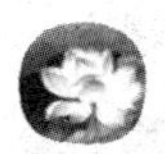 大蒜生姜炖红糖治百日咳

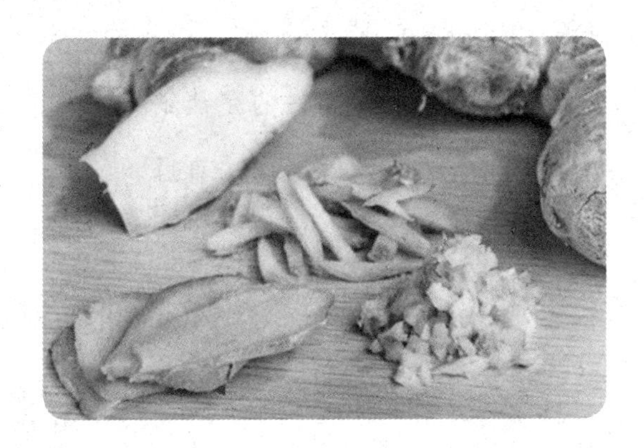

◎ 每次用大蒜 10 克去皮，红糖 10 克，生姜 2 片，加清水半碗，隔水炖熟，去渣，每日分 3 次服完。大蒜生姜炖红糖，有祛痰，止咳，止呕的功效。民间用于治疗小儿百日咳。《贵州中医验方》对本品亦有记载。

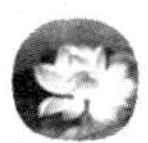 大蒜浸液治百日咳

◎ 服用 20% 大蒜浸出液加适量食糖，5 岁以上每次 15 毫升，5 岁以下酌减，每天 8 ～ 10 次，治疗 201 例，10 天痊愈者占 60%，15 天痊愈者占 26%。一般在服用 3 ～ 4 天后，症状即见好转，痉挛性咳嗽和呕吐逐渐停止。

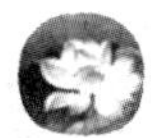 青蒜炒猪肺治百日咳

◎ 猪肺 200 克，青蒜（蒜苗）300 克，黄酒 20 毫升，猪油 50 克，精盐 3 克，味精 1 克。将猪肺

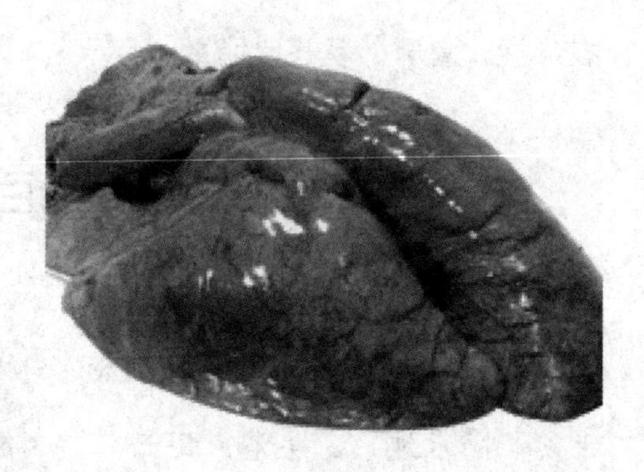

管对准自来水龙头，用水冲洗肺内的血水，使肺呈白色，用刀在肺两叶各竖开两刀，放尽水，投入沸水锅中烫约5分钟，捞起沥水，切成片，用清水洗净，放入烧热的猪油锅中煸炒，烹入黄酒，倒入洗净的青蒜，继续煸炒，待青蒜发软时，放入精盐、味精，略炒后即可起锅装盘。每日佐餐食用。功能补肺解痉止咳。主治百日咳及肺气虚弱易于感冒者（《民间治病绝招大全》）。

 大蒜敷足心治百日咳

◎ 验方1

先将大蒜捣烂备用，再将双足底涂上1层猪油或凡士林，然后将大蒜泥敷于涌泉穴，用纱布包扎固定。临睡时敷上，晨起时除去。

◎ 验方2

取大蒜若干，伤湿止痛膏2片。将大蒜捣烂如泥，置于伤湿止痛膏中心。每晚让患者用热水泡足后将准备好的膏药贴于双足涌泉穴，每夜1次。连续敷贴3～5次。此法不仅治疗小儿百日咳，而且对成年人因风寒、燥邪所致的咳嗽及夜间剧烈咳嗽都有明显疗效。

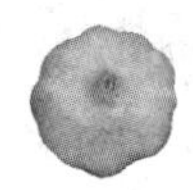

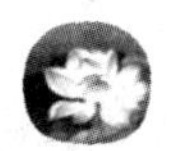 大蒜吸入疗法治百日咳

◎ 验方 1

将生大蒜头 2 ～ 3 个捣碎，盛在清洁干燥瓶内，嘱病孩把嘴唇贴附瓶口，每分钟经嘴做 15 ～ 20 次深吸气，并经鼻做 15 ～ 20 次深呼气，每次持续 15 分钟，每日 2 次，疗程为 5 天。有人用此种大蒜植物杀菌素的挥发性部分做吸入疗法，治疗 110 名不同发展阶段的百日咳病儿，其中 60% 病儿经 6 次治疗后，临床症状停止进展，治疗 10 天即完全停止咳嗽，且不再复发。

◎ 验方 2

用生大蒜 30 ～ 40 克捣烂装瓶加塞，用气球做加压吸入，每日 1 次，每次 15 分钟，7 ～ 17 天为 1 个疗程。临床报道，用此法治疗百日咳 100 例，对急性期的疗效为 100%，痉挛期的疗效为 63.9%，恢复期的疗效为 40%。

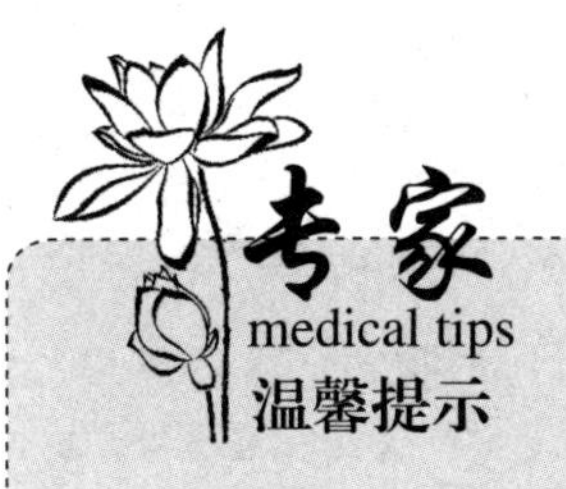

百日咳的预防与保健

百日咳病程很长，而常用的抗生素治疗效果均不满意，所以要做好预防工作，凡出生 3 个月后，都应及时接种百日咳菌苗。发现百日咳患儿应及时隔离 4 ～ 7 周；流行期间，可每日用生大蒜汁和糖水口服 1 ～ 2 次，连服 5 ～ 7 天。

对已经患病的孩子在痉咳期间，应尽量减少对孩子的一些不良刺激，如惊吓恐惧、煤气烟尘、辛辣生冷食品等。要注意患儿休息，尤其是保证夜间睡眠，如因阵发性咳嗽而致精神不安，严重影响睡眠时，可适当予以镇咳之品。对幼小儿在阵咳时要抱起，轻拍背部，不要抱紧，以防引起窒息。

妙用大蒜治小儿杂病

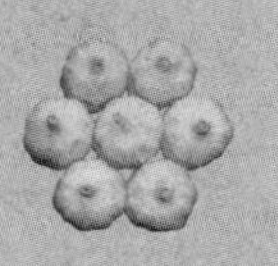

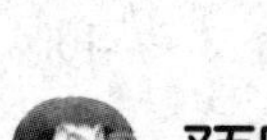

预防小儿感冒

◎ **蒜艾菖蒲药包**

大蒜10克，艾叶30克，薄荷叶20克，大青叶、石菖蒲各12克，将上述各料混合捣烂，用布制成药包，可放在小孩枕边，挂在小儿胸前，预防感冒。

治小儿肺炎高热喘促

◎ **验方1**

大蒜1瓣。捣泥贴足心，治小儿肺炎咳喘，又治小儿急性喉炎之呼吸困难。

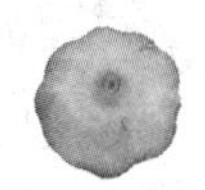

◎ 验方 2

大蒜 20 克，白糖、蜂蜜各适量。大蒜捣烂，用开水浸泡晾凉，再炖半小时。取汁调入蜂蜜、白糖服用，每日 2 次。此方清热润燥、杀菌消炎，用于小儿肺炎或久咳不止。

◎ 验方 3

口服大蒜浸剂治小儿真菌性肺炎，生大蒜 6 ～ 9 克，冷开水洗净，捣碎，冲入沸水 60 毫升，浸泡 1 小时，去渣，分 3 次口服，以上为 1 岁小儿 1 日量（《中国医刊》1987 年 06 期）。

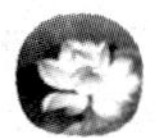 治小儿猩红热

◎ 大蒜适量。用法：将大蒜捣烂取汁，制成 5% 的大蒜糖浆，10% 大蒜浸液。每次服 5% 的大蒜糖浆 15 毫升，每日 4 次；用 10% 大蒜浸液喷喉，每日 4 次。此方主治小儿猩红热。

按：本病是由产生红疹毒素的乙型溶血性链球菌所致急性呼吸道传染病。中医学称“丹痧”“烂喉痧”，以突然发热，头痛，全身不适，伴咽痛，扁桃体红肿，脓性分泌物，咽峡炎，口周苍白圈，杨梅舌及黏膜内疹等为特征，多发于冬末春初季节。

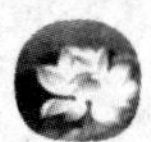 治小儿痢疾

◎ 验方 1

大蒜、葱白、鲜马齿苋各适量。用法：将马齿苋去根洗净，切成 5 ～ 6 厘米长，用沸水烫透，沥干水分。再将大蒜捣成蒜泥，葱白切碎。将马齿苋用食盐、味精调味，加入蒜泥、葱白，随意服用。主治小儿热痢。

◎ 验方 2

生大蒜 2 ～ 3 瓣，捣烂如泥，拌菜给孩子食。或将大蒜数瓣捣烂泥，入 1 小杯醋中浸渍，缓缓食之；或大蒜 1 ～ 2 头捣烂贴患儿两足心。主治小儿痢疾，湿热阻滞肠道，症见发热或有恶寒，腹痛，便稀黄绿，杂有黏液或下痢赤白，里急后重，舌质红，苔白腻，脉象滑数或濡数。

◎ 验方 3

大蒜、淡豆豉各等量。大蒜去皮与淡豆豉共捣烂如泥状，每次 5 ～ 10 克，温开水送服，每日 2 次。此方主治小儿血痢，症见痢下脓血，以血为主，里急后重，腹痛。

 治小儿夜啼

◎ 验方 1

夜啼腹痛面青，冷证，用大蒜一枚（煨研，日干），乳香五分，捣丸芥子大。每服七丸，乳汁下（危氏《得效方》）。

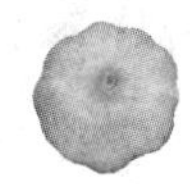

◎ 验方 2

大蒜 50 克，乳香 1.5 克，将大蒜切片煨干，同乳香研成末，加入水煎煮后，让幼儿喝其汤，可治小儿夜啼，可达到行气活血，宣窍通闭作用。

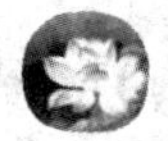

治小儿厌食症

◎ 陈皮蒜浆

大蒜 50 克，陈皮糖浆 30 毫升。大蒜捣烂，用纱布过滤，每 10 毫升蒜汁中加入凉开水 70 毫升，再加入 20 毫升陈皮糖浆，摇匀服用。2 岁以下幼儿每次 5 毫升，2 － 5 岁幼儿每次 8 毫升，5 岁以上儿童每次 10 毫升，均为每日 3 次。能促进消化，增进食欲，专治小儿厌食症。

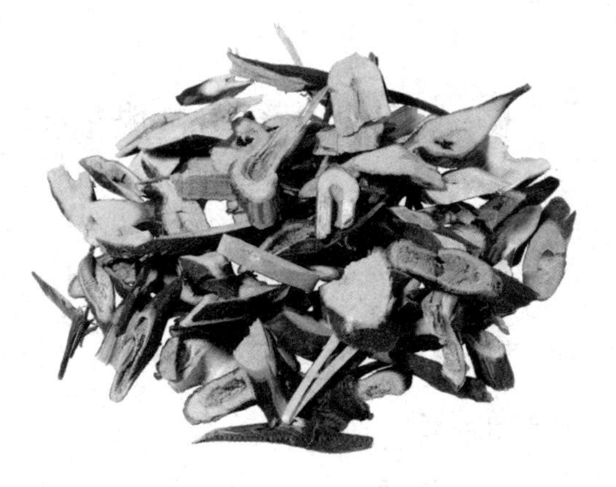

◎ 蒜泥车前敷脐方

大蒜 2 瓣、车前子（炒后研细）适量。将两药共捣，使之烂如泥，每天分敷肚脐 4 小时左右（不可太长时间），5 ～ 10 次为 1 个疗程。此方主要用于营养不良、腹胀明显的小儿厌食。

治小儿遗尿

◎ 金樱子大蒜蛋

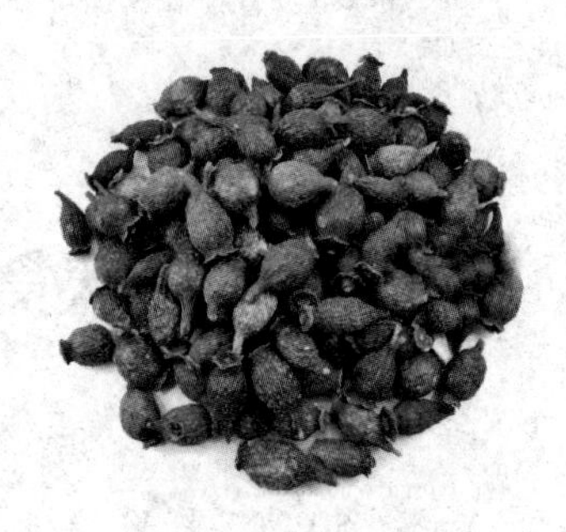

金樱子 10 克，大蒜 10 克，鸡蛋 1 个。先将鸡蛋放入金樱子大蒜的水中煮熟，剥去蛋壳后再煮 3 分钟。喝汤吃蛋，每日 1 次。此方治小儿夜间遗尿毛病疗效好。

治小儿流行性腮腺炎（痄腮）

◎ 陈醋大蒜糊

陈醋、大蒜（去皮）等份。将醋与蒜共捣成糊。敷于患处，每日 1 ～ 3 次，现捣现敷，直至炎症消退为止。此方消肿解毒，用于流行性腮腺炎（痄腮）及一般痈肿。

◎ 糖蒜豆羹

大蒜 50 克，黄豆 60 克，绿豆 120 克，白糖 20 克。将黄豆、绿豆一同洗净，用清水浸泡 2 ～ 3 小时后，放入锅中，用武火熬煮至豆烂时，放入去皮大蒜，继续熬煮 3 ～ 5 分钟，然后搅入白糖即可食用。每日分 2 ～ 3 次服完。功效：清热泻火，解毒消肿。主治热毒蕴结引起的腮腺炎。

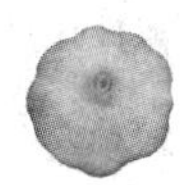

治小儿白喉

◎ 蒜泥贴合谷

去皮生大蒜3～5克，置75%酒精内浸泡3～5分钟，放入消毒器皿中捣烂如泥状。取2厘米×2厘米纱布，涂上蒜泥约1～2克，贴于患者双手合谷穴（位于手背虎口处，于第1掌骨与第2掌骨凹陷中。取法：拇、食两指张开，以另一手的拇指关节横纹放在虎口上，当虎口与第1、2掌骨结合部连线的中点；拇、食指合拢，在肌肉的最高处取穴），绷带固定。经4～6小时，局部可有痛痒及灼热感；8～10小时，表面出现水疱，用消毒针刺破拭干，涂以龙胆紫液，消毒纱布包扎，防止感染。一般敷药8～10小时后咽喉病灶明显缩小以至消失，伪膜逐渐脱落，乃至痊愈。

◎ 蒜贴经渠穴

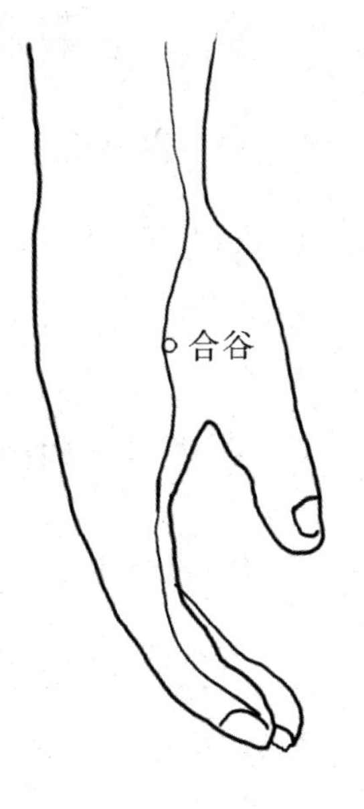

独头蒜1个，捣烂敷于手寸口经渠穴上（手太阴肺经的经穴，在前臂掌面的桡侧，桡骨茎突与桡动脉之间的凹陷处，腕横纹上一寸），用贝壳盖上缚住，起疱时即将疱挑破，用紫药水涂上。

按：白喉是由白喉杆菌引起的急性呼吸道传染病，以咽、喉等处黏膜充血、肿胀并有灰白色伪膜形成为突出临床特征，严重者可引起心肌炎与末梢神经麻痹。发病以冬、春季节为多见，儿童易感性最高。

下篇 妙用大蒜治百病

妙用大蒜治皮肤科病证

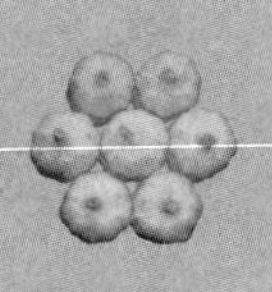

大蒜用于治疗痈肿、白秃、癣疮、面生疣赘、蛇虫咬伤等多种皮肤科疾病，古代早有记载。现代研究表明，大蒜具有抗病毒作用，其水浸液在体外实验中对多种致病性真菌有杀菌或抑菌活性，如表皮癣菌、毛癣菌、小芽胞癣菌、白色念珠菌等，其抗真菌强度与苯甲酸和山梨酸很近似。大蒜来源广泛，用其外治皮肤科疾病具有简、快、安全、价廉的特点，值得推广应用。

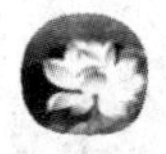

治荨麻疹

◎ 大枫子煮蒜

大枫子30克，大蒜15克。将2料捣成泥，加水同煮5分钟，取汁，涂抹在患处。每日1次，荨麻疹消失加快。

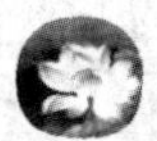

治寻常疣

◎ 验方1

取大蒜1～2瓣（紫皮较佳），捣烂，用胶布将疣根基部皮肤遮盖，75%酒精消毒疣体，剪破疣体以见血为好，随即用适量蒜泥贴敷疣体，然后用胶

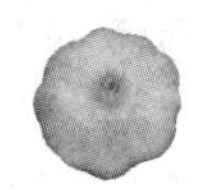

布包盖，一般4～5天疣体即可脱落，不愈者可再治1次。

◎ 验方2

寻常疣多者可用隔蒜灸治疗。一般选较单独、较大粒者2～3处，或最早出现者。首先用酒精浸润疣体1～3分钟，然后用棉签刮去表面角质层，使疣丝充分暴露，放置蒜片或涂鲜蒜蓉汁少许，再将艾炷放在蒜片或蒜蓉上，用火点燃艾炷尖端，使其从上而下燃烧灸之，灸至能忍受为度，一次3～5炷，每日2～3次。每灸1次，用棉签与皮肤成30°角，依次向疣周推之，一般2～3次能脱落，若仍未脱落者改每天1次，一般1周内脱落。如脱落者是母疣，周围的子疣3个月至半年自行消失或脱落。

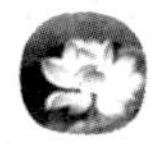

治手足癣

◎ 验方1

用苦参、大蒜、石榴皮各30克，使君子、威灵仙各20克，食醋1000毫升。上药浸入醋内48小时，用文火煮沸，去渣，冷却后待用。临睡前以醋浸泡患处，每日1次，每次15～20分钟，7天为1个疗程，浸泡后当晚忌用洗涤剂。另可用大蒜200克，枯矾、桃仁各20克，花椒、苦参、青木香各30克，以大纱布包好，放入盆内，加水适量，经浸泡后置火上煮沸，晾温后去除药渣，将患足放药液中浸泡30分钟。每日1次，7天为1个疗程。

◎ 验方2

治疗脚气（真菌感染性皮肤病，足癣的俗名），将大蒜捣成蒜泥涂于患处，

10分钟后把蒜泥擦去，再涂上红霉素软膏，2天1次，1周就能见效。

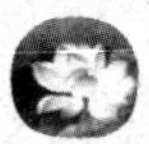 治体癣、股癣、花斑癣及白癣等

◎ 验方1

大蒜适量剥去外皮，放在碗内或研钵内捣烂如泥敷于患处，上覆纱布，胶布固定，1周1次。面部及手、足亦可用大蒜切片涂搽，每日3次。治疗体癣、股癣及花斑癣。

◎ 验方2

紫皮独头大蒜去皮洗净，捣烂成浆，过滤取汁。患者剃头后，用温肥皂水洗头，揩干，由癣区四周向内涂搽大蒜浆汁，每日早、晚各1次。治疗白癣，一般7～10天见效。

◎ 验方3

花椒（去籽）25克，紫皮大蒜100克。先将花椒研粉，再与大蒜混合，捣成药泥，装入瓶内备用。用温水浸泡、洗净、擦干患处，再以棉签敷上薄薄一层花椒大蒜泥，用棉球反复揉搓，使药物渗入皮肤，每天1～2次，10天为1个疗程，治疗头癣、手足癣、体癣、甲癣。

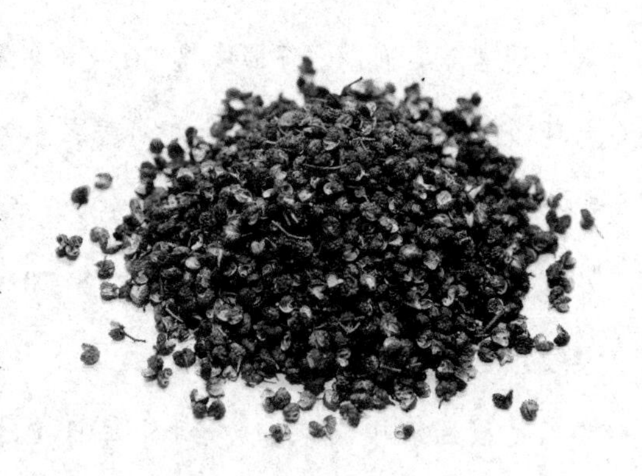

此外，用大蒜同蒜叶、陈醋、花椒粒、杏仁泥制成药膏外敷，都是治癣良方。

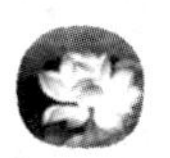

治疥疮

◎ 独头大蒜捣汁搽患处，每日早、晚各 1 次，连用 2 ～ 8 次。在用药同时，对病人的内衣、被褥及床单反复煮沸消毒处理。

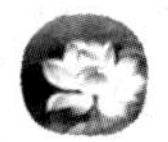

治斑秃、脱发

◎ 验方 1

取成熟的新鲜红皮蒜，去皮，在消毒容器中捣烂取汁，加入甘油，蒜汁与甘油之比为 3 ∶ 2 或 3 ∶ 1，拌匀。局部用温水洗涤后外搽本药，每日 2 ～ 3 次。药物配制后不宜放置过久，涂药勿达健康皮肤，兼服汤剂，药用黄芪、当归、桑椹、黄精、白术、白芍各 15 克，熟地黄 20 克，鸡血藤 25 克，黑豆 30 ～ 50 克，随症加减。

◎ 验方 2

取大蒜 2 头，砸成泥，加入甘油，调匀每日数次搽在患部，有疗效。

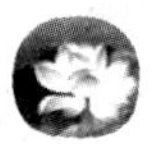

治青春痘

◎ 青春痘又名“痤疮”“粉刺”。青春期脸上爱起粉刺，如果不注意会留下瘢痕，因此为了美貌，青春期的青春痘要加倍重视。出现粉刺取大蒜，切成片，以大蒜轻搽粉刺后，把蒜片贴于患处，粉刺便会慢慢消退。

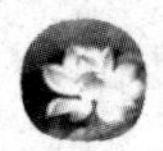 治冻疮

◎ 验方

用大蒜1把，辣椒茎60克，陈皮20克。共煎水，趁热浸洗冻伤处，每日1次，连用3天。治疗10例，效果均满意。

◎ 冬病夏治法

每到冬季生冻疮的人，在农历三伏酷暑之际，选用一些紫皮独头大蒜（若没有紫皮独头大蒜，可用普通大蒜代替，治疗效果较差），去皮将其捣烂后放在烈日下曝晒数小时，然后趁热将蒜泥涂在冬季患过冻疮的皮肤上。每天3～4次，每次使用的蒜泥都要用阳光晒热，连续涂4～5天，即可见效。

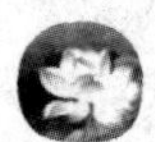 治蜈蚣咬伤

◎ 验方1

取独头蒜1枚（新鲜尤佳）剥去蒜衣，切开并以其截面反复擦伤口及其周围2～3厘米处10～15分钟，每小时1次，一般擦治3～10次即愈。

◎ 验方2

治蜈蚣螫伤，痛不可忍，取独头蒜切断，以切面在螫伤局部轻摩之即止(《梅师》)。

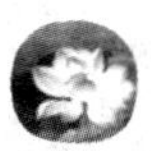 治毒虫螫伤

◎ 孟诜曰：即时嚼蒜封之，六七易。仍以蒜100克去皮，以乳200毫升煮熟，空心顿服。第二日再进一剂。外以去皮蒜200克捣细，小便200毫升煮3～4沸，浸渍伤损处（《本草纲目》）。《梅师》：用独头蒜、酸草捣绞敷咬处。

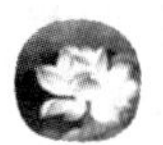 治虫咬皮炎

◎ 独头蒜（新鲜尤佳）1头，去蒜皮，切开，用切面反复涂搽伤口及其周围10～15分钟。每小时1次，一般连续用3～10次即可。

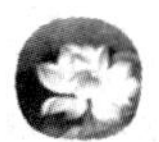 治皮肤瘙痒

◎ 如果患了皮肤湿疹、癣和皮炎等，涂抹蒜汁能解除奇痒。将半头大蒜(最好是红皮蒜或独头蒜）去皮切碎，放到一块8～10厘米见方的纱布上，将蒜末包起来，用橡皮圈将口扎紧，再放到案板上，隔着布将蒜捣烂。将蒜汁涂在患处，瘙痒能立刻消除。皮肤挠破处，涂后有微痛，片刻后即不痛。蒜包用过几次变干，泡在水里揉搓一番，可再用1～2次。

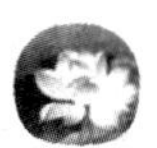 治外阴皮肤瘙痒

◎ 妇人阴肿作痒

大蒜100克，煎汤熏洗外阴，收效乃止（《永类钤方》）。

◎ 男女外阴部汗湿作痒

大蒜、淡豉各等份，捣丸梧子大，朱砂为衣，每空腹灯心草汤下30丸（《本草纲目》）。

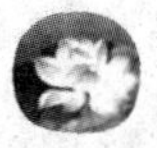 治神经性皮炎

◎ 土豆泥蒜糊

大蒜150克，鲜生地叶、土豆各120克，陈醋适量。用大蒜、鲜生地叶、土豆砸成泥，加陈醋调成糊，取棉签蘸药液涂在患处，并反复摩擦，每日3次，神经性皮炎即会消失。

◎ 验方

大蒜25克，葱白7根，白糖15克，冰片1.5克，蓖麻子15克，将各料捣成泥状，涂在患处，对神经性皮炎有疗效。

治手掌脱皮

◎ 鲜大蒜头适量去皮，捣成糊状，用此蒜糊搽拭手心，每日2次，现捣现搽，坚持6日显效。

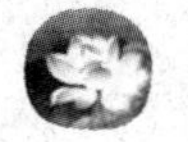 治汗斑

◎ 大蒜1头，捣烂后放入少许白酒中，2～3天后，用此液涂搽患处，

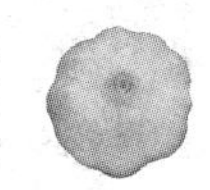

每周 2 次，可治汗斑。

下篇 妙用大蒜治百病

妙用大蒜治五官科病证

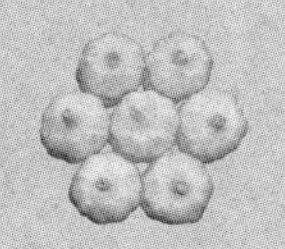

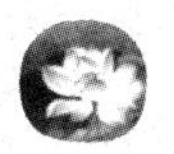

治鼻衄

◎ 治鼻血不止，服药不应

用蒜一枚，去皮，研如泥，做成一元硬币大饼子，厚一豆许。左鼻出血，贴左足心；右鼻出血，贴右足心；两鼻俱出，俱贴之，可收到立竿见影的效果（《简要济众方》）。

按：对习惯性鼻出血者，欲其效著，可在鼻衄或未衄之时，贴双足心，蒜泥面积可稍大（大若鸡蛋）；敷蒜时间依病人之耐受力而定，至少应持续 4 ～ 5 小时。随着敷蒜时间的延长，足心皮肤会起一大疱，无需用药处理，可以消毒纱布敷盖数日。《本草纲目》记载“大蒜捣贴足心，

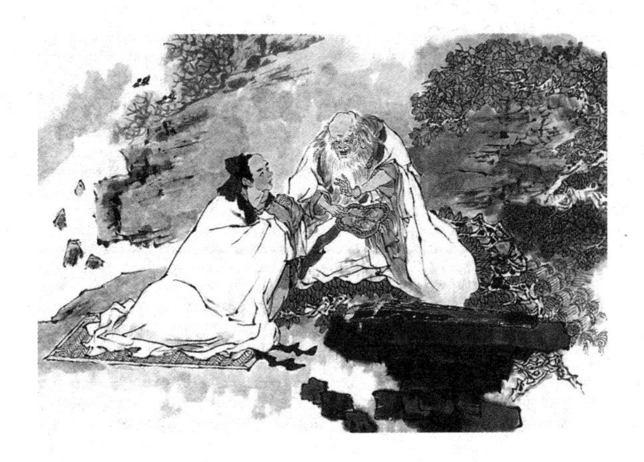

止鼻衄不止。”其作用机制是“贴足心，能引热下行。”据李时珍自述：“尝有一妇，衄血一昼夜不止，诸治不效。时珍令以蒜敷足心，即时血止，真奇方也。”证明此法治鼻出血确有殊功。

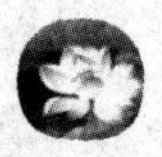 治鼻炎

◎ 验方 1

白萝卜、大蒜捣烂取汁，分早、晚两次滴入鼻孔中，7 天为 1 个疗程，治疗鼻炎见效。

◎ 验方 2

将大蒜一瓣捣烂，用干净的豆包布包好，挤压出蒜汁滴入每个鼻孔内 2 滴（当时刺激得很痛）再用手压几下鼻翼，使其鼻孔内都能沾敷到蒜汁，轻者 1 次，重者 2 次即愈（编者注：大蒜刺激性强，请从微量试起；大蒜过敏者禁用）。

◎ 验方 3

将蒜削除根皮装入酒坛中再灌满醋，浸没蒜瓣为止，然后密封。1 个月后启封，边食蒜、边用小口瓶装上蒜醋，每晚对准双鼻孔熏半小时。适用于治疗过敏性鼻炎。

◎ 脑泻鼻渊

大蒜切片贴足心，取效止（《摘玄方》）。脑泻是以鼻流腥臭浊涕、鼻塞、嗅觉丧失等为主症，重者称之“脑漏”。这里指慢性鼻炎、鼻窦炎。

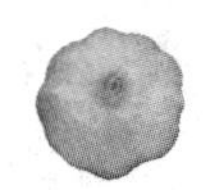

◎ 治萎缩性鼻炎

大蒜捣糊状，取汁过滤，与生理盐水配成40%大蒜液，或与甘油配成50%大蒜油。用时以棉签蘸此溶液涂布鼻腔，每日3次。

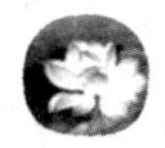 治咽喉炎方

◎ 绿茶蒜

清热解毒，利水消肿。用于瘟病毒邪、咽喉肿痛等症，绿茶约3～4克加水400毫升烧开，加糖少许放凉，大蒜4～5瓣捣泥兑入混匀，频频下咽，分次于当日喝完。注意不可久存以防变质，变质时大蒜氧化变绿，不可再食。

◎ 含生大蒜治咽喉炎

患慢性咽喉炎，试用口含生大蒜头，坚持数月，咽喉炎可除根。口含生大蒜头最好挑紫皮独头大蒜。开始时辣得眼泪直淌，口腔黏膜也生痛，可时含时吐，且不要将大蒜头光滑的外表咬破。以后适应了再边含边咬。此法对牙痛、声音嘶哑等口腔疾病也有效果。

◎ 大蒜泥贴足心治急性喉炎

将大蒜捣烂成泥，贴足心，对小儿因急性喉炎引起的呼吸困难疗效显著。附注：敷蒜后不超过半小时一般不起疱。如起疱小者，可用布包扎，让其自行吸收；如起泡较大，可用消毒针刺破，排净水，并涂以甲紫，以防感染。

◎ 治喉痹肿痛（慢性咽喉炎）

大蒜捣碎，绵裹塞耳、鼻中，每日换药两次（《肘后方》）。

◎ 验方

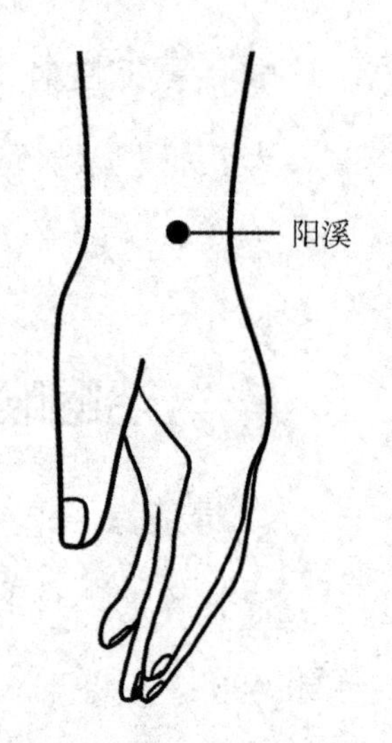

大蒜泥敷阳溪穴（在腕背横纹桡侧，手拇指向上翘起时，当拇短伸肌腱与拇长伸肌腱之间的凹陷中）12 小时左右必有疱发起，可减轻咽喉肿痛（《中药外用治百病》）。

 治扁桃体炎

◎ 验方 1

大蒜适量。将大蒜去皮后磨碎，放在水杯中，冲入适量白开水，用于漱含口中，每日数次。或将大蒜与米煮成粥，每日 3 餐食用。

◎ 验方 2

将大蒜（紫皮蒜佳）捣烂如糊状，敷于双虎口（即合谷穴），时间 1 ～ 3 小时，以局部皮肤发痒为度。

 治鱼骨鲠阻

◎ 验方 1

大蒜 1 瓣，白糖 1 匙，将大蒜横切断，塞入鼻孔，勿令透气；再将白糖干咽，不要饮水。如无效，现咽白糖 1 匙。

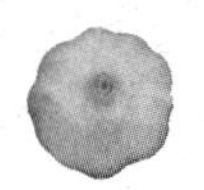

◎ 验方 2

大蒜1瓣。将大蒜切去大头，鲠右侧塞左鼻，鲠左侧塞右鼻，鱼骨即可咽下。

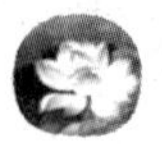

治中耳炎

◎ 验方 1

取新鲜大蒜头数枚，剥去蒜皮后用家用榨汁机压碎，滤取其汁，再加入少量橄榄油（如果买不到橄榄油，可用市售大豆色拉油代替，但它的稳定性不如橄榄油高），搅拌均匀，置于清洁玻璃瓶中备用。每次取消毒棉花（药用脱脂棉）一小团，用手指搓成小棒，伸进玻璃瓶中，待其吸足大蒜油后插入耳道深处，2～3天后再换新的蘸油棉棒，坚持治疗1周即可见效。

◎ 验方 2

大蒜2头，新鲜丝瓜1条。将2种材料一起捣烂，布包挤汁，滴耳，每次3～4滴，每日2～3次。

◎ 验方 3

生大蒜适量。将生蒜捣碎放鼻前反复嗅吸其气味，每日多次。因鼻与耳咽鼓管相通，其蒜气可自口鼻入内耳，起到杀菌的作用。

◎ 验方 4

用20%大蒜乳剂（蒜汁20毫升，研细阿拉伯胶5克，盐酸普鲁卡因2克，混合均匀成胶状液，然后缓缓加入蓖麻油75毫升，随加随沿一个方向研磨，至成浅黄色乳糜液为止，贮冰箱中，可保存1周）滴耳，每次1～2滴，每日2～3

次。适用于化脓性中耳炎。

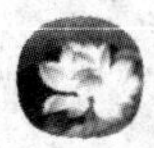 治虫入耳

◎ 大蒜适量。将大蒜去皮捣烂取汁，滴入耳内，虫未出再滴。

 治耳鸣、耳聋

◎ **验方**

大蒜100克，拍碎；白酒500毫升。大蒜去皮后浸泡酒中10天后，即可服用。每晚睡前喝1～2小杯大蒜酒，连服7～10天有效。

◎ **治耳聋**

用大蒜1瓣，一头剜一坑子，以好巴豆1粒，去皮，慢火炮令极熟，入在蒜内，以新棉裹定塞耳中（《景岳全书》）。

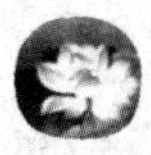 治口疮（口腔溃疡）

◎ **验方1**

用新鲜大蒜捣碎成蒜泥，用不透水的橡皮膏敷在脚心正中，4～6小时后拿掉，使用1次即可。

◎ **验方2**

用大蒜4小瓣或2大瓣，捣成蒜泥，涂在一块1寸大小的塑料布或油纸上，

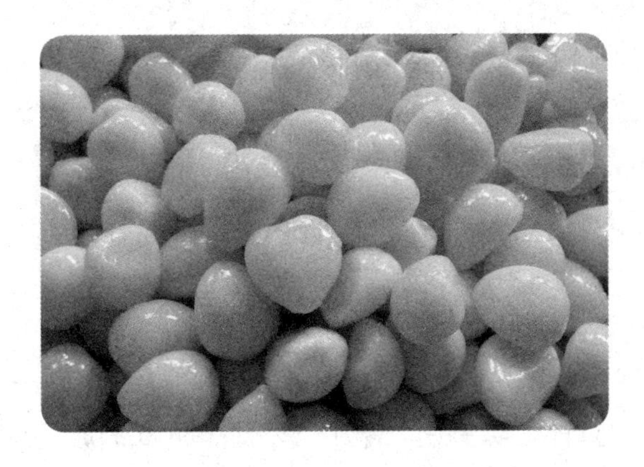

形似膏药，贴于脚心用绷带缠一下，睡一夜，第2天揭下。晚上睡前再贴1次，轻者2次，重者3次便愈。

◎ 验方3

大蒜粉末（含0.5%大蒜素）制成含0.1%大蒜素的大蒜软膏，用棉签将软膏涂于口腔溃疡处，追踪1～4年，检测其临床疗效，其总有效率为100%（《中南大学学报·医学版》2004年03期）。

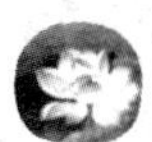 治眼结膜炎、角膜炎

◎ 验方1

生大蒜适量。将大蒜捣烂装入小口瓶中，以瓶口对准患眼，使蒜气熏眼部，每日数次，适用于急性眼结膜炎。

◎ 验方2

应用1%大蒜素滴眼液（黑龙江省迪龙制药有限公司）滴眼，2～3小时滴眼1次，1个疗程为7～14天。适用于细菌性结膜炎、角膜炎。临床观察总有效率98.1%。临床研究显示，1%大蒜素滴眼液应用于临床时抗菌谱广、毒性低、疗效高、使用安全（《黑龙江医药科学》2009年2月32卷2期）。

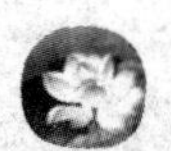 治沙眼

◎ 鲜紫皮大蒜去外皮，洗净捣成泥状，用消毒纱布包裹挤出蒜汁，盛在消毒瓶中密闭备用。另以乌贼骨去壳，磨制成3厘米长鸭嘴形小棒，高压消毒备用。操作方法：先用0.5%地卡因滴入结膜囊内，1～2分钟后，用睑钩翻转上睑并固定，使穹窿部结膜完全暴露，以乌贼骨棒轻轻摩擦肥大的乳头和滤泡，使其表面微破，摩擦既要彻底，又不可伤及深部组织及正常结膜面。再用消毒盐水棉球将血液及滤泡内容物拭净，然后在结膜面上涂搽蒜汁，翻回眼睑。两眼一般同时治疗。1周后复查，如未愈，即进行第2次治疗。

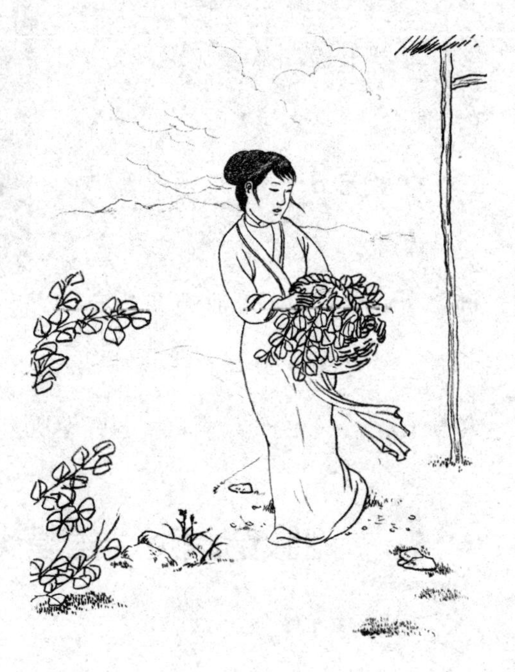

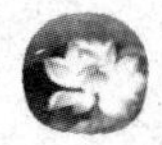 治牙痛

◎ 牙齿疼痛

独头蒜煨烤趁热切片熨痛处，冷则换热蒜片再贴。亦主虫（龋齿）痛（《外台秘要》）。

◎ 验方 1

牙痛不是病，痛起来真要命，大蒜虽普通，敷上就管用。用法：取大蒜与黑枣肉砸成泥，贴在患处，使口水流出，止痛效果好。

◎ 验方 2

取大蒜捣烂，温热后敷在痛点上可以治疗牙髓炎、牙周炎和牙痛等症状。

◎ 验方 3

大蒜一瓣，棉花叶 30 克，茶叶 3 克。将以上材料用水煎漱口，每日 2 ～ 3 次。适用于牙龈肿痛。

◎ 验方 4

大蒜适量。将大蒜捣烂如泥，牙痛时将蒜泥塞入龋齿，可杀菌止痛，消炎防腐。治龋齿疼痛。

◎ 验方 5

大蒜 2 瓣，鲜生地黄 30 克。将大蒜煨熟后与生地黄共捣烂，布裹置于痛处，咬之，勿咽汁，汁出吐之。适用于虚火牙痛。

◎ 验方 6

大蒜 1 头，大枣 20 克，香油、人乳各适量。将以上前 2 味捣烂取汁，去渣，与香油、人乳调匀即可。每日 1 剂，用棉球蘸药汁塞入牙洞中，每日 3 次。功能：消炎止痛。主治：龋齿牙痛。

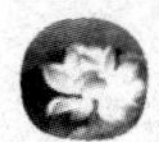 治牙本质过敏症

◎ 验方 1

医学上所称的“牙本质过敏症”俗称“酸倒牙”,是以牙酸痛为主的感觉。而对付“倒牙”，有一个最简便的办法，就是每天用生大蒜在牙表面的敏感点摩擦几分钟，或是在吃饭的时候嚼上几瓣生大蒜，通过大蒜的蒜辣素来降低牙的敏感性，就可以缓解牙过敏症状了。

◎ 验方 2

用新鲜大蒜的横切面反复涂擦牙酸痛的过敏部位，也可将大蒜切成小片，放在酸痛的那颗牙上。大蒜素具有抗菌消炎作用，用于治疗牙本质过敏具有一定的效果。

◎ 验方 3

大蒜、95%酒精各适量。将大蒜切碎，用 95%酒精浸泡 1 周，外涂局部。

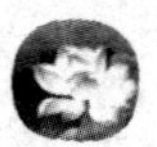 治慢性牙龈出血

◎ 大蒜 50～100 克，花生米 100～150 克。将大蒜去皮后与花生米一起炖熟服用，每日 1 剂，连服 2～4 剂即可见效。

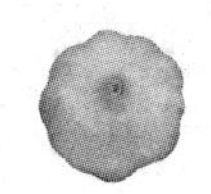

下篇 妙用大蒜治百病

简便廉验精方选粹

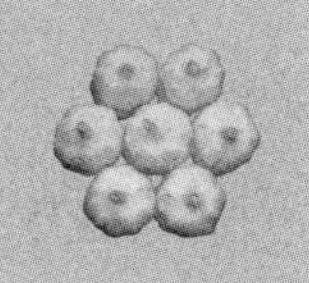

预防疾病

◎ **大蒜菊花汤预防流行性脑脊髓膜炎**

大蒜瓣60克，甘菊30克。将上药加水煎成浓汁，漱口，每日数次。功效清热解毒。

◎ **预防破伤风，大蒜是克星**

大蒜10克，香油3克，威灵仙15克，3味捣成泥热酒冲服，逼出热汗，毒气可散。

◎ **大蒜验方预防脑膜炎**

用10%的大蒜液含漱咽部，每日3次。预防脑膜炎（《中国民间疗法》）。

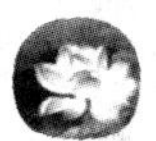

治头痛

◎ **头风苦痛**

用大蒜研汁滴鼻中（《易简方》）。

◎ **头风疼痛**

用大蒜7个去皮，先烧红石板，以蒜逐个于石板上磨成膏子。却以僵蚕

1两，去头足，安蒜上，碗覆1夜，勿令透气。只取蚕研末，入鼻内，口中含水，甚效（《圣济总录》）。

◎ 验方1

大蒜1个（去衣捣烂），红糖10克，烧酒50毫升。将上3味同煎至沸，去渣备用。口服。每次顿服，日服1～2剂。此方祛风散寒、解毒止泻，主治感受风邪、发病突然。症见头痛发热、恶风、自汗，泄泻如水。

按:《圣济总录》必效酒（即本方去红糖），余同上，用于治疗破伤风。《中药制剂汇编》大蒜酊（即本方去红糖）、白酒改用95%乙醇。用渗漉法制成酊剂100毫升。每次口服5毫升。用于治疗肠炎、痢疾等症，效佳。

◎ 验方2

大蒜3瓣，葱白10根切碎，加入煮熟的粥中，再煮1沸，趁热吃完，多穿衣服或盖上棉被，保持身体的温暖，此法对风寒感冒引起头痛的症状，特别有效。

◎ 验方3

白芥子3克，研细末；大蒜1瓣捣成泥，共调制成膏贴在痛处，止痛效果明显，可减少痛苦。对头胀闷、纳呆、胸懑身重者也同样有益。

治失眠

◎ 验方1

大蒜有治疗失眠的作用。患者可于每天晚饭后或临睡前，生吃两瓣大蒜。

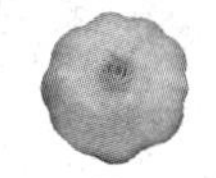

如果不习惯生吃大蒜，可把蒜切成小碎块，用水冲服。

◎ 验方 2

大蒜 100 克，白酒 500 毫升，冰糖 90 克，大蒜瓣蒸熟同冰糖同放入白酒中，密封 30 日后可分次少饮，每日 2 次，每次 10 ～ 20 毫升。可治神经衰弱，夜寐不宁，食欲不振，但不可多饮。

◎ 验方 3

将大蒜切成碎末，装在 1 个小瓶子里，或将生姜切成片，包在纱布里，临睡前闻一闻，淡淡的香味会提高睡眠质量，防止失眠。

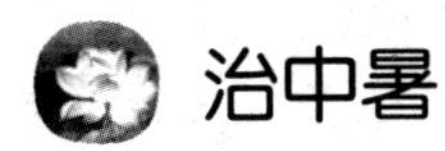

治中暑

◎ 验方 1

大蒜头捣汁滴鼻，使中暑昏迷人苏醒。

◎ 验方 2

将 3 ～ 5 瓣大蒜捣碎，加入适量开水，搅匀，待稍温后即可给病人服下。此方对中暑晕倒病人有效。

按:《本草纲目》引叶石林《避暑录话》云:“一仆暑月驰马，忽仆地欲绝。同舍王相教用大蒜及道上热土各一握研烂，以新汲水一盏和取汁，抉齿灌之，少顷即苏。”李时珍又说:“相传徐州市门，忽有版书此方，咸以为神仙救人云。”说明大蒜治中暑古已有之，而且确有良效。

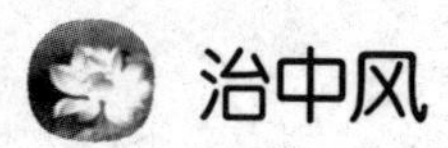

治中风

◎ 蒜炒黄豆羹，口服治中风。大蒜 50 克，炒黄豆 50 克。将大蒜和炒黄豆放入锅中微煮至豆软烂成糊，口服。每日空腹服用可治老年中风。

◎ 大蒜捣成泥，涂于患者牙根上，能治疗中风不语，民间偏方，试试无妨。

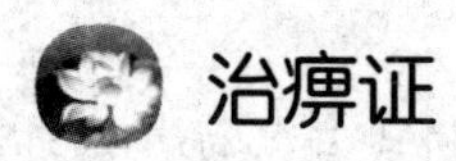

治痹证

◎ 蛇皮大蒜膏治风湿骨痛

大蒜、花椒、生姜各 120 克，蛇皮 1 条，香油 250 毫升，黄丹 180 克，将各料放入香油中加温，使各料浸出汁液，滤去渣子，加入黄丹，熬成膏状，贴于患处或疼痛部位，对风湿症、偏寒症有明显效果。

◎ 牛膝蒜醋面治风寒痹痛

牛膝 120 克，大蒜、葱、姜各 500 克榨汁，食醋 100 毫升，面粉 50 克，将蒜葱姜汁加醋汁下入面粉，牛膝慢火熬成膏，涂抹在患处。适用于感受风寒湿邪肢体关节酸痛，肩部风寒疼痛。

◎ 凉拌大蒜萝卜海蜇治痰瘀型痹证

大蒜头 10 瓣，白萝卜 250 克，海蜇 50 克，精盐、味精、麻油、白糖、葱末各适量。将海蜇用清水浸泡 1～2 天，其间换水数次，同时将海蜇用温开水漂洗后，滤水，切丝备用。白萝卜洗净，削皮，切成丝状，加适量精盐，调拌后腌制 1 小时，挤去水汁。蒜头剥衣后洗净，剁泥。将萝卜丝、海蜇丝、

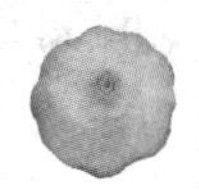

蒜泥一同装盘，调入麻油、白糖、葱末、精盐、味精，拌匀即成。佐餐当菜，随量食用。具有清热化痰、散瘀通络之功效。适用于风湿性关节炎等属痰热瘀阻型痹证，症见疼痛时轻时重，痛有定处，或如针刺状疼痛，或绵绵隐痛，关节肿大，甚至强直畸形，屈伸不利，舌质紫，苔白腻。又可用于化脓性关节炎的食疗。

◎ 大蒜萝卜羊肉汤

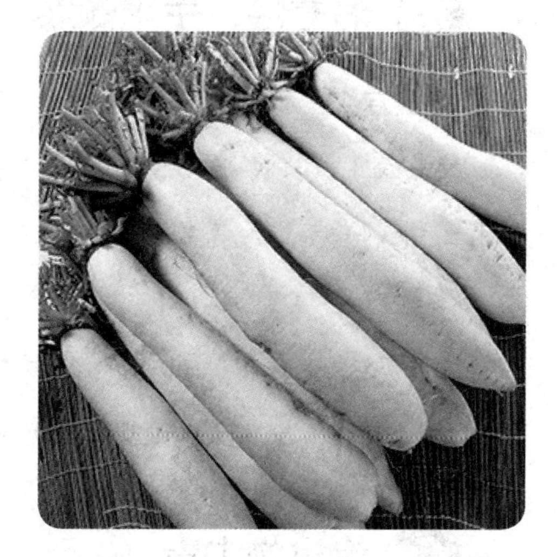

大蒜苗50克，萝卜300克，羊肉250克，羊杂250克，红茶5克，料酒、精盐、味精、辣油各适量。将萝卜洗净切块，大蒜苗洗净切末，羊肉洗净切丝，羊杂碎洗净切块，红茶用纱布包裹。将羊肉、羊杂碎、萝卜、红茶入锅，加清水适量，大火烧沸后加料酒，煨煮至羊肉熟烂后，调入精盐、味精、大蒜苗，烧1～2沸后即成。佐餐当菜，随量食用。具有补气养血，祛风化湿，温经散寒等功效。用于风湿性关节炎、类风湿关节炎、强直性脊柱炎等属气血不足，寒凝气滞，风湿痹阻症。症见肌肉关节酸痛无力，活动后疼痛加重或挛急，肌肤无光泽，面色萎黄，或关节肿大变形，或肌萎，神疲乏力，困倦，气短心悸，或午后潮热，舌苔少、质红。

治脚（腿肚）转筋

◎ 急将大蒜擦脚心

大蒜 50 克，加点盐砸如泥，擦至脚心发热止，同时以细纱布包蒜泥，敷在肚脐上，可减少痛苦，脚（腿肚转筋）迅速好转（《摄生众妙方》）。

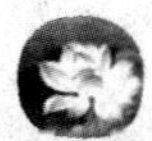

治寒疟，手足颤栗，心寒面青

◎ 验方 1

独头蒜 1 枚，黄丹 15 克。相和，同捣 1000 杵，丸如黑豆大。未发时以茶下 2 丸（《普济方》蒜丸）。

◎ 验方 2

大蒜 75 克，辣椒叶 60 克。将大蒜同辣椒叶同煎煮取汁，在疟疾发作前 2 小时、4 小时各服 1 次，连服数次即可见效。

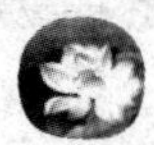

治食物中毒

◎ 治霉变食物中毒

吃了发霉的米面易食物中毒。如果发生中毒后，立即取大蒜加少许盐捣烂，取蒜汁饮服，可以减轻症状，但应立即到医院治疗。

◎ 治食蟹中毒

食蟹中毒呕吐、腹痛、腹泻，重者有生命危险，一是急送医院治疗，二是可立即取大蒜砸成泥，取蒜汁饮下，还可以加入姜汁同饮效果更佳。

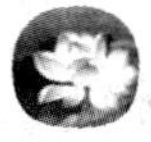

缓解鼻咽癌放疗不良反应

◎ 老陈醋加糖熬开放凉，鲜蒜剥皮晾1～2天，放入醋内封口，放阴凉处10～15天即可食用。此方健脾开胃，化积利咽。鼻咽癌放疗者常咽干、口淡，影响食欲，用糖醋蒜可刺激口腔唾液分泌，缓解口干，增加食欲。

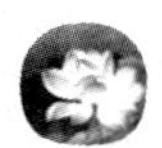

治冠心病心绞痛

◎ 大蒜蜈蚣蜂窝汤

马蜂窝3克，大蒜1头，蜈蚣1条。3料一起煎服，每日1剂，每日2次服用。功能活血益心，适用于冠心病心绞痛。

◎ 验方1

有位精通医学的专家介绍的服法是“两碗水、3头大蒜、熬成1碗，再加1捏黑糖，服用”。碗口的大小，按自己双手拇指与食指围成的圆形大小。大蒜带皮、根，洗净，熬好后捞出，再加黑糖（不要红糖），用量按自己五个手指捏1下。此为1天量。中午11－13时内服完。对冠心病患者调脂有帮助。

◎ 验方2

于某，70周岁。据介绍：1990年在医院确诊为冠心病，自此常年吃药，但病情却逐年加重，几乎半残。1993年发作住院，治疗效果仍不太好，总是心肌缺血，冠状动脉堵塞更加严重。1998年5月突发广泛性心肌梗死，抢救后冠状动脉造影3支病变，7～8处堵70%～80%以上，3处大于95%，无奈行冠状动脉旁路移植术搭桥加打孔手术，暂时保住了心脏和生命。但治标不治本，照旧是重度冠心病，医生说很可能再次发生心肌梗死，危及生命。

在北京住院时，了解到大蒜可清除血管壁“垃圾”——胆固醇，能逆转动脉粥样硬化，并富含抗氧化剂之后，他决心吃大蒜试试。术后病体稍有恢复，就开始了大蒜食疗。按体重每公斤每天不少于1克的量吃蒜，于某体重75千克，每天1两半，每日3餐顿顿吃，一吃就是3年。可喜的是，由此居然根治了他的重度冠心病（据《现代健康报》）。

◎ 验方3

大蒜汁50毫升，红葡萄酒750毫升，混合贮存。每次30毫升，每日2～3次。研究表明，红酒和大蒜都有降低胆固醇的功效，两者混合后不仅对降低血液中的胆固醇会起到双倍效用，而且其所含的黄酮素能把附着在动脉壁上的脂质迅速驱除，从而预防冠心病的发生。

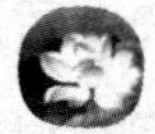 治心悸心慌

◎ 大蒜炖猪心

大蒜100克，猪心1个，朱砂3克。把猪心洗净，朱砂放入猪心内同大蒜一起炖熟。趁热食猪心，喝汤，治疗心悸、心慌、心跳不安症。

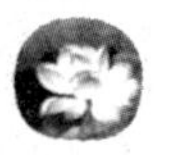

治血证

◎ 蒜汤煎荷叶

大蒜50克，生荷叶20克，生艾叶20克，生侧柏叶20克，鲜生地黄20克，将各种材料混合一起捣成泥，以水煎服，可平逆气、止血。治咯血、吐血、尿血、便血、鼻衄。

◎ 旱莲大蒜膏

大蒜50克，鲜墨旱莲、鲜小蓟各6棵，百草霜15克。将各料捣烂成泥调成膏状。有吐血症可取膏敷肚脐和涌泉穴，外加纱布包好，每日换贴3次。

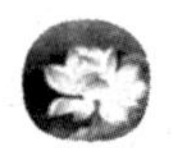

治紫癜

◎ 大蒜炖猫肉

大蒜50克，猫肉250克切成小块，共放炖盅内，加水适量及少许油、食盐调味。隔水炖熟服食。功能健脾，补血。主治血小板减少性紫癜（梁剑辉《食物疗法》）。

按：猫肉甘温，有补血，治虚劳、风湿痹痛的功效。《江苏省中草药新医疗法资料选编》记载它能“治血小板减少性紫癜”。本方四季可用，但以冬、春季效果较好。不要用幼猫，要用饲养1年以上的猫肉。

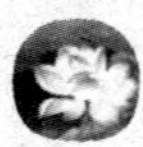

治肠道寄生虫病

◎ 大蒜香榧汤

大蒜瓣30克。香榧30克，使君子仁30克，将上3味捣碎，水煎去渣，每日3次，空腹时服。此方杀虫消积。主治钩虫病、丝虫病、蛲虫病、蛔虫病(《民间治病绝招大全》)。

◎ 治疗蛲虫病

①取新鲜大蒜，每两加水200毫升，微火煮烂，纱布过滤，装瓶中备用。选用大号注射器接上导尿管，吸取煎液灌肠。每次注入10～15毫升，于下午4－5时或8－9时进行。治疗2－9岁儿童154例，在治疗1次后的第3天和第7天，分别采用肛拭镜检虫卵，转阴率为76.3%。②捣烂大蒜，调入适量凡士林，晚间涂于患儿肛门周围，可治蛲虫。③将30克大蒜头捣烂，加250毫升清水、10毫升陈醋，调匀后洗涤肛门，可杀灭蛲虫。

◎ 大蒜治蛔虫法

将大蒜头捣烂，熬成膏状，每日服5克，服后2小时再服2汤匙蓖麻油，即可泻出蛔虫。

◎ 大蒜治钩虫法

将适量生大蒜切成细粒，空腹吞服，可治钩虫病。